Dr. med. Beate Blumrich · *Geführte Selbsthypnose*

Dr. med. Beate Blumrich

Geführte Selbsthypnose

Wenn nichts hilft, zaubere!

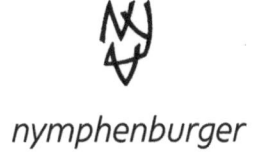

nymphenburger

Die Übungen dieses Buches ersetzen keinesfalls eine professionelle Hypno-therapie! Bei schwerwiegenden Erkrankungen oder Traumata wenden Sie sich bitte an einen professionellen Therapeuten.

Die Ratschläge in diesem Buch sind von Autor und Verlag sorgfältig geprüft, dennoch kann keine Garantie übernommen werden. Jegliche Haftung des Autors bzw. des Verlages und seiner Beauftragten für Gesundheitsschäden sowie Personen-, Sach- und Vermögensschäden ist ausgeschlossen.

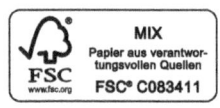

© 2016 nymphenburger in der
F. A. Herbig Verlagsbuchhandlung GmbH, München
Alle Rechte vorbehalten.
Umschlaggestaltung: Wolfgang Heinzel
Satz: Buch-Werkstatt GmbH, Bad Aibling
Gesetzt aus: 11,5/15,4 pt Sabon
Druck und Binden: CPI books GmbH, Leck
Printed in Germany
ISBN 978-3-485-02868-4
Auch als 🄴book

www.nymphenburger-verlag.de

*Für Martin, Nora, Leon und Malte: ihr seid die
wundervollste Ressource in meinem Leben!*

INHALT

Inhalt

Die heilsame Kraft der inneren Bilder

Als ich ein kleines Mädchen war, wünschte ich mir sehnlichst einen Hund. Leider wohnten wir in einer engen Dreizimmerwohnung in Frankfurt, und dieser Umstand verwehrte mir einen echten vierbeinigen Begleiter bei all meinen Mädchenabenteuern. Also schuf ich ihn mir in der Fantasie! Der Collie war wie sein Filmvorbild Lassie klug und treu und immer an meiner Seite. Mit der Zeit kamen noch viele solcher Fantasiegefährten hinzu. So lag mein schwarzer Stoffpanther nachts am Außenrand des Bettes, um mich vor der Dunkelheit und den Krokodilen unter meinem Bett zu schützen.

Hinzu kam, dass ich schon im Grundschulalter zu einer echten Bücherfresserin wurde. Ich lebte regelrecht in all den Abenteuer- und Fantasygeschichten, in denen es immer um die kreative Bewältigung dramatischer Probleme ging, deren Lösung, so würde ich heute sagen, erst nach Sammlung der notwendigen Ressourcen möglich wurde. Sehr viel später erst, während meiner Ausbildung zur Hypnotherapeutin, erkannte ich, welch großartiger Strategie ich mich damals bedient hatte, um den Seelennöten, schmerzlichen Konflikten und Verletzungen zu begegnen, die mein reales Leben als Tochter einer schwer alkoholkranken Mutter mit sich gebracht hatte. Konnte ich doch die oft so beängstigenden Erfahrungen meiner realen Welt nicht verstehen und schon gar nicht verarbeiten, hatte – wohl aus Scham – auch nicht das Bedürfnis, mich darüber irgendjemandem mitzuteilen, und so schuf ich nach außen hin ein unkompliziertes Wesen, für dessen eigentliche Nöte sich in der fantasievollen, inneren Seelenlandschaft wahrhaft gute Hilfe fand. Dort gab es Berater, Tröster, Verteidiger, kurzum: Ich konnte dort alle angestauten Gefühle im intensiven sinnlichen Erleben meiner inneren Bilder ausagieren. Dies geschah ganz natürlich, und ich bin heute überzeugt, dass dies meine seelische Unversehrtheit bewahrt hatte. Und mehr noch: Ich habe mir angesichts des äußeren Dramas so auch immer den Zugang zu all den im wahrsten Sinne wunder-vollen, hilf-reichen Kräften und Ressourcen in mir bewahrt!

Sie mögen vielleicht anmerken, dass die Flucht in eine heile innere Parallelwelt kein wahrhaftiger Umgang mit realen Herausforderungen sei. Aber was für Kinder in Ermangelung erwachsener Bewältigungswerkzeuge und vor allem im Zustand der Abhängigkeit vom äußeren Familienrahmen eine kluge, unbewusste Strategie zur Realitätsbewältigung ist, beinhaltet auch für Erwachsene noch die exakt gleichen Ressourcen, vorausgesetzt es gelingt, die beiden Welten konstruktiv miteinander in Einklang zu bringen. Was bei einem Kind ohne bewusste Absicht geschieht, erfordert jedoch vom Erwachsenen ein Reflektieren darüber, ein Erkennen und Verstehen der Botschaften, die das Unbewusste hineinlegt in all die traumgleich auftauchenden Symbole, Wesen und Gegenstände in den inneren Seelenlandschaften, um sie so sinnvoll zur Bewältigung realer Probleme nutzen zu können.

Die selbstorganisatorische Hypnose

Meine kindlichen Lebenserfahrungen haben in mir schon früh den Wunsch geweckt, Ärztin zu werden. Dies, meine eigene, glücklicherweise immer lebendig gebliebene Fantasie sowie die Tatsache, dass ich Zeit meines Lebens ein suchender Geist war, voller Neugier für alles, was mit dem »Wunder Mensch« zu tun hat, führte mich zu außerordentlich spannenden beruflichen Fortbildungen. Das Beste, was ich dabei erfahren durfte, war die Ausbildung in einem der modernsten Hypnotherapie-Verfahren: der selbstorganisatorischen Hypnose. Hier konnte ich meine eigenen Erfahrungen und all die in jahrelanger ärztlicher Arbeit gesammelten Puzzleteilchen zu einem stimmigen Gesamtbild vereinen. Bei dieser fantastischen Behandlungsform, deren Wegbereiter Götz Renartz größtenteils mein Ausbilder war, wird nicht, wie in der klassischen Hypnose üblich, direktiv, also quasi im Befehlston, mit therapeutischen Suggestionen gearbeitet, sondern in Teamwork mit dem Patienten-Unbewussten: dessen Weisheit und Lösungskreativität bestimmen den gesamten Behandlungsrahmen. Neben anderen, nicht minder spektakulären Werkzeugen durfte ich die sogenannte Zauberwiesenstrategie® erlernen und diese traf mich wie ein Blitz! All die Fantasie, meine eigenen Kindheitsbilder und viele menschliche Seelenprinzipien erklärten sich mir auf einmal!

Ich lernte, dass hierbei sowohl Problem als auch Lösung und alle Hindernisse auf dem Weg zu derselben auf der Projektionsfläche der inneren Landschaften, der sogenannten Zauberwiese, symbolisiert werden. Man arbeitet in Hypnose und dennoch ganz bewusst und höchst kreativ mit der Macht der inneren Bilder. Hat ein Mensch im Alltag mit einem gravierenden Problem zu kämpfen, wird er nahezu vollständig von diesem bestimmt: Er befindet sich dabei in einer »Problemtrance«, hört und sieht alles nur aus diesem einen Blickwinkel und bewertet, was geschieht, einzig aus dieser eingeengten Perspektive. Der Problemtrance entgegen steht nun aber die therapeutische Trance beim Betreten der inneren Landschaft: Hier nämlich sind die Begrenzungen der Alltagsrealität und somit auch der einengende Blickwinkel aufgehoben, sodass man nun der Fülle der ganzen übrigen Persönlichkeitsanteile wie Mut, Weisheit, Lösungskreativität, selbstfürsorglichen Anteilen und vielen mehr in der fantastischen Welt der eigenen inneren Landschaften begegnen kann. Das Unbewusste greift hierbei auf archetypische, also durch die Menschheitsgeschichte hindurch gereifte, bewahrte und bewährte Wesensprinzipien zurück, die den individuellen Erlebnis- und Bewältigungshorizont erheblich erweitern. Ureigene, in jedem Menschen von Anbeginn angelegte, nie wirklich verloren gegangene, sondern allenfalls durch die gemachten Erfahrungen und anschließenden Bewertungen dieser Erfahrungen »verschüttete« Ressourcen werden wieder freigelegt und dem Bewusstsein zugänglich gemacht. Der problemverursachende Kom-

plex, sei er traumatisch oder durch ungelöste Konflikte entstanden, taucht als Problemsymbol, Problemgestalt oder Problemlandschaft auf, häufig mit bösartigen und furchterregenden Attributen. Aber anders als im alltäglichen Erleben, wo er sich über unerfreuliche körperliche oder seelische Symptome ausdrückt, wird diesem nun mit einer Fülle von Ressourcen leibhaftig begegnet. Motiviert durch die unbewusste Selbstheilungs- und Selbstverwirklichungstendenz und gestärkt durch den Kontakt mit klugen und hilfreichen Persönlichkeitsanteilen, kann eine konstruktive Auseinandersetzung mit dem Problemteil erfolgen. Schlimme, möglicherweise sogar bisher verdrängte Gefühle wie große Angst, Hilflosigkeit, mörderische Wut oder abgrundtiefe Scham können symbolisch angesehen, verstanden, befriedet, somit letztlich transformiert und sinnvoll integriert werden. Die Leid tragenden inneren, häufig kindlichen Anteile, unsere »Inneren Kinder«, werden durch das Erkennen und Nutzen der gesamten Fülle an Ressourcen und damit durch den erwachsenen, selbstverantwortlichen Umgang mit dem Problem zur nachträglichen Reifung und Gesundung gebracht. Unangemessene, früher ausgesprochen sinnvolle, aber seither niemals hinterfragte Denk- und Verhaltensmuster können wirkungsvoll aufgelöst werden. Eine echte Lösung für alle Probleme und Entwicklungsaspekte kann so in wundervoller Weise geschehen. Welch ein fantastisches Werkzeug hatte sich mir offenbart!
Ich war dermaßen fasziniert, dass ich nach 15 Jahren Berufserfahrung als Allgemeinärztin nunmehr seit ca. neun Jahren nahezu ausschließlich als selbstorganisatorische

Hypnotherapeutin arbeite. Hatte ich vorher schon Respekt vor der unglaublichen Ausdrucks- und Lösungskreativität des Menschen, wurde ich zunehmend beeindruckt! Ich durfte über die Jahre voller Ehrfurcht teilhaben an fantasievollen Lösungen dramatischer Konflikte und schwerster Traumatisierungen. Dabei erlebte ich, wie gefühlsdichte, tief emotionale Bilder und Geschichten meiner Patienten zu unglaublichen, heilsamen Veränderungen im Alltagsleben führten. Fantasie in ihrer erstaunlichsten Ausprägung, bereitstehend in jedem Menschen, um genutzt zu werden! Das alles auf dem Boden fundierter Wissenschaft, basierend auf Forschungsergebnissen und im Einklang mit den natürlichen Wesensprinzipien des Menschen.

So also wuchs mein Bedürfnis, darüber ein Buch schreiben zu wollen. Dazu ging ich immer wieder selbst in Hypnose. Damit meine ich nicht die Schreibtrance, in die jeder Autor verfällt, sondern ich schrieb das Buch mittels aktiver Selbsthypnosestrategien. Es entstand demnach ein Buch über Hypnose, geschrieben in Hypnose!

Das Ziel dieses Buches

Und nicht mehr und nicht weniger als dies möchte ich mit meinem Buch erreichen:

▶ Es soll Mut und Neugier wecken, sich mit der »wunder-vollen«, »hilfs-bereiten« Fülle der fantastischen

Welt der eigenen Seelenlandschaften, ihrer Bewohner und Symbole, zu beschäftigen.

▶ Es soll den Horizont der eigenen Selbstwahrnehmung (wieder) so weit machen, wie unsere Natur ihn uns von Anfang an zur Verfügung gestellt hat.

▶ Es soll aufzeigen, dass und vor allem wie jeder Mensch sich bewusst und ressourcenstark seinen eigenen Problemen und Blockierungen stellen kann.

▶ Es soll verstehen helfen, wie unsere Psyche funktioniert.

▶ Es soll helfen, zur eigenen »Ganz-heit«, zum ressourcenvollen Selbst, zurückzufinden.

▶ Es soll eine Anleitung zur eigenen konstruktiven Selbsthypnose-Arbeit mit dem Unbewussten über innere Bilder sein.

Ich möchte Sie mit diesem Buch mitnehmen auf eine spannende Reise in Ihre eigenen inneren Seelenlandschaften. In vielen Selbsthypnose-Übungen werden Sie mit Ihrem Unbewussten kommunizieren, können dabei die Symbolik der Wesen, Landschaften und Gegenstände verstehen und auch ihre ganz persönlichen Deutungsmöglichkeiten kennenlernen. Sie werden Bedeutsames zur Psychodynamik Ihrer eigenen Persönlichkeitsanteile erfahren, mit diesen konstruktiv kommunizieren lernen und Sie werden natürlich zu all dem viel Hintergrundwissen erhalten. Überdies werden Sie erfahren, wie Sie sich Ihre Ressourcen über andere Sinneskanäle erschließen können, wenn Sie kein visuell veranlagter Mensch sind.

Viele Beispiele aus meinem therapeutischen Alltag dienen Ihnen zur Veranschaulichung. Dabei werden Sie auch die hypnotherapeutische Behandlung der Essstörung eines 15-jährigen Mädchens auf der Zauberwiese mitverfolgen dürfen.

Und da Ihr Unbewusstes wie ein bester innerer Freund ist, immer schon bedacht auf die Wahrung Ihrer Wesensprinzipien, immer schon bestmöglich Ihrem Leben und Ihrer Selbstentwicklung dienend, werden Sie auch die Signale verstehen lernen, die Ihnen aufzeigen, wann Sie, vielleicht auch nur streckenweise, der Anleitung eines geschulten Therapeuten bedürfen. Denn eines müssen Sie wissen: Dieses Buch kann keine Therapie bei einem ausgebildeten Hypnotherapeuten ersetzen.

Insgesamt werden Sie eine Fülle von Anregungen erhalten, um sich im Vertrauen auf Ihre eigene Heilkompetenz und Lösungskreativität eigenständig auf die Reise nach innen zu begeben. Denn wenn mein Leben und mein Beruf mich etwas Bedeutsames gelehrt haben, dann dies:

Die größte Kraft des Arztes liegt im Patienten selbst!

Ich lade Sie nun ein zu einem spannenden Weg in Ihre Innere Welt, zu einer guten Kommunikation mit Ihrem eigenen Unbewussten und zu »wunder-vollen« und »hilfs-bereiten« Ressourcen!

FINDEN SIE IHR PERSÖNLICHES LESEZIEL

Ich möchte zu Beginn zwei Fragen an Sie richten: Was genau hat Ihre Neugier an diesem Buch geweckt? Mit welchem Aspekt sind Sie in Resonanz gegangen? Sie halten hier ein besonderes Buch in der Hand, denn Ihre individuelle Motivation, es zu lesen, bestimmt maßgeblich, *wie* Sie es lesen werden.

Es mag Ihnen verwunderlich vorkommen, dass Sie Ihre Motivation zunächst überdenken sollen, aber dieses Buch entfaltet vor Ihrem persönlichen Hintergrund seine eigene Dynamik. Denn Sie lesen nicht nur bewusst – Ihr Unbewusstes liest mit! Und wenn Sie sich bewusst ein Ziel setzen, kann das Unbewusste sehr viel besser auf dessen Realisierung hinwirken. Natürlich können Sie das Buch auch einfach so lesen, Ihr Lösungs- und Erkenntnisgewinn wird jedoch wesentlich größer sein, wenn Sie diese kleine Anfangsübung mitmachen!

Zunächst sollten Sie sich daher einen Moment Zeit nehmen, um sich darüber klar zu werden, mit welcher Absicht Sie dieses Buch lesen wollen. Die Bandbreite der möglichen Gründe reicht von der Lösung eines ganz konkreten Problems über Erkenntniszuwachs bis hin zu persönlichem Wachstum und Reifen auf allen Ebenen Ihres Seins. Ich stelle Ihnen nun ein Angebot für Formulierungen Ihres persönlichen Leseziels vor, das Sie um Ihre konkreten Aspekte ergänzen sollten. Achtung: Auch, wenn Sie sich von mehreren Punkten angesprochen fühlen, wählen Sie bitte nur eine Zielformulierung aus! Drei Dinge gleichzeitig umzusetzen fällt uns schon bewusst schwer und auch Ihr Unbewusstes kann Sie bei einer klaren Ausrichtung besser unterstützen. Die Liste dient lediglich zur Orientierung:

❱ Ich möchte das gesundheitliche (körperliche oder seelische) Problem ... lösen (setzen Sie hier bitte die genaue Bezeichnung des Problems oder der Erkrankung ein).

❱ Ich möchte die Ursache des Problems ... verstehen (bitte konkretisieren).

❱ Ich möchte besser für mich sorgen lernen.

❱ Ich möchte besser mit Stress umgehen können.

❱ Ich möchte mich selbst besser verstehen.

❱ Ich möchte meine Beziehung(en) verbessern.

❱ Ich möchte mich beruflich verändern.

❱ Ich möchte ein ungutes Verhalten ändern (bitte konkretisieren).

❱ Ich möchte mein Selbstbewusstsein stärken.

❱ Ich möchte mein Selbstwertgefühl verbessern.

❱ Ich möchte verstehen, wie meine Psyche funktioniert.

❱ Ich möchte mich selbst finden.

❱ Ich möchte mich ganz fühlen.

Sollten Sie sich in dieser Aufzählung nicht wiederfinden, können Sie Ihr persönliches Ziel, das Sie mithilfe des Buches realisieren möchten, selbst definieren. Achten Sie dabei bitte auf die Vermeidung von Negierungen (also kein »Ich will weg von …«), sondern formulieren Sie ein positives Ziel (»Ich will hin zu …«), ähnlich wie Sie es in meiner Auflistung vorgefunden haben.

Außerdem sollte Ihr Ziel realistisch sein – was immer das für Sie heißen mag! Ein abgetrennter Finger wird Ihnen auch nach der Lektüre des Buches nicht wieder nachgewachsen sein, aber wie dabei das Maximum des Erreichbaren als Zielformulierung lauten könnte, liegt in Ihrem Ermessen! Ich mache Ihnen hier keinerlei Heilsversprechen, jedoch sollten Sie wissen, dass unerwartete Entwicklungen und außergewöhnliche Ergebnisse in Medizin und Psychologie regelmäßig vorkommen. Jedes Jahr gibt es zweihundert bis dreihundert dokumentierte Spontanheilungen schwerster Erkrankungen, die Dunkelziffer ist sicher noch höher. Forschungsergebnisse geben viele Hinweise darauf, dass die Erwartungshaltung gegenüber einer Maßnahme das Ergebnis stark beeinflusst. Wenn Sie Ihr Wissen darüber vertiefen möchten, finden Sie hinten im Buch Empfehlungen zu spannender Literatur.

Formulieren Sie Ihr Ziel bitte immer so, wie es sich für Sie stimmig und gut anfühlt. Und wenn Ihnen gar kein Ziel einfällt, nehmen Sie als Zielformulierung einfach Lesevergnügen oder Erkenntnisgewinn, das wird auf jeden Fall möglich sein.

Sie können das Buch auch mehrfach lesen. Setzen Sie sich zunächst ein kleineres Ziel und lassen Sie sich ermutigen, dann auch ein größeres Thema anzugehen. Sie werden erstaunt sein, wie viel Neues Sie entdecken, das Ihnen beim ersten Lesedurchgang nicht aufgefallen war!

Sie haben Ihr ganz persönliches Leseziel für dieses Buch gefunden? Wunderbar. Schreiben Sie es bitte hier auf:

Ich möchte _____

_____

_____

_____

_____

_____

_____

Dann beginnt nun die erste Selbsthypnoseübung, die ich zunächst mit Erklärungen versehe, damit Sie das Vorgehen nachvollziehen können. Im Anschluss folgt dann die Übung selbst.

Die erste Übung überschreibe ich mit der Kurzformulierung VAKOG. Dies leitet sich von den Anfangsbuchstaben der Sinnesqualitäten ab, also visuell, akustisch, kinästhetisch, olfaktorisch und gustatorisch. Sich sinnlich in Ihre Vorstellung einzufühlen ist extrem wichtig und wird Ihnen bei den Übungen immer wieder begegnen. Lassen Sie sich ausreichend Zeit, bis der jeweilige Gefühlseindruck lebendig spürbar ist. Es ist nicht nötig, die Augen zu schließen, es erleichtert aber womöglich Ihre Konzentration.

VAKOG-Übung

Zu Beginn nehmen Sie eine entspannte Körperhaltung ein (ich empfehle dabei eher Sitzen als Liegen) und bitten Ihr Unbewusstes um Unterstützung, eine passende und stimmige Zielvorstellung zu entwickeln. Wecken Sie nun Ihre Begeisterung für das Ziel.

Als Erstes machen Sie dazu ein *future-pacing,* einen beherzten Sprung in die Zukunft. Stellen Sie sich vor, Sie haben das Buch gelesen und Ihr Ziel bereits erreicht. Entwickeln Sie eine freudige, ganz reale Vorstellung von sich selbst in diesem Zustand. Es kann sein, dass Sie ziemlich schnell ein sehr lebendiges Bild von sich erleben. Dieses Gefühlsbild gleicht dann eher einem inneren Sehen, etwa so, als würden Sie sich vorstellen, Sie gingen von Ihrem Wohnzimmer ins Bad. Den Weg kennen Sie und in Ihrem Kopf taucht eine bildliche Vorstellung davon auf. Erwarten Sie also bitte kein klares Augenbild, selbst in Träumen sind die Bilder deutlicher als beim aktiven Visualisieren.

Wenn Sie keine oder nur eine vage Vorstellung von sich in diesem Zielzustand bekommen, wiederholen Sie Ihre Zielformulierung und assoziieren bei den nächsten Schritten ganz frei, welche Sinnesqualitäten stimmig dazu passen.

Richten Sie Ihre Aufmerksamkeit nacheinander auf die einzelnen Sinnesqualitäten:

VISUELL: Gibt es eine besondere Farbe, die gut zu Ihrem Zielgefühl passt? Oder mehrere Farben, ein Farbmuster vielleicht? Wie sehen Sie sich, was tun Sie, wie ist die zu dieser Stimmung passende Umgebung? Was haben Sie an? Gibt es Menschen, die bei Ihnen sind? Lassen Sie sich völlig von Ihrem Gefühl leiten. Sie können in der Draufsicht auf sich sehen oder sich aus Ihrer Innensicht wahrnehmen, beides ist in Ordnung. Es muss kein realer Ort auftauchen, auch logisch muss dabei nichts sein. Vielleicht hatten Sie dieses Gefühl aber schon mal an einem bestimmten Ort oder in einer bestimmten Situation – Sie können sich dann über die Erinnerung leichter in Kontakt mit dem guten Zielgefühl bringen. Nehmen Sie alle visuellen Eindrücke wahr, die auftauchen. Behalten Sie einen besonderen Fokus auf dem Farbeindruck, der am stimmigsten zu Ihrem Zielgefühl passt. Das gelingt intuitiv häufig sogar Menschen, die sich mit der Wahrnehmung konkreterer Bilder schwertun. Versuchen Sie, sich auf oder in dem passenden Farbeindruck wahrzunehmen (die Farbe/n hüllen Sie angenehm ein, Sie stehen darauf etc.).

AKUSTISCH: Welcher Höreindruck macht dieses Zielgefühl für Sie noch stärker spürbar? Eine passende Melodie, ein Ton, eine Harmonie? Ein Lachen, ein Naturgeräusch? Oder eine wohlige Stille? Der Höreindruck muss nicht logisch zu dem visuellen Eindruck passen, folgen Sie dabei nur Ihrem Gefühl.

KINÄSTHETISCH (Körperempfinden): Wo und wie merken Sie das Zielgefühl im Körper? Achten Sie auf Ihre körperlichen Reaktionen: Schlägt Ihr Herz ruhiger, können Sie leichter atmen, spüren Sie eine Wärme im Bauch, eine Weite in der Brust? Verursacht es ein Kribbeln, eine Leichtigkeit? Möchten Sie springen, tanzen, fliegen? Fühlen Sie Wind auf Ihrer Haut, ein Streicheln, ein Eingehülltsein? Folgen Sie wieder ganz Ihrem Gefühl, ohne eine bestimmte Erwartung zu haben.

OLFAKTORISCH (Geruchssinn): Gibt es einen passenden Duft, der Ihr Zielgefühl noch stärker macht? Ein Parfüm oder einen Naturduft wie Blumen, Meer, Wald, Wiese, frische Bergluft? Oder ist es ein ganz anderer Geruch? Wieder wird Ihr Gefühl Sie leiten – womöglich greift es auch hier auf eine Erfahrung zurück, einen wunderbaren Geruch, den Sie mit diesem Zielgefühl schon mal erlebt haben.
Achtung bei Allergien: Wenn Sie Heuschnupfen haben, kann die lebendige Geruchsvorstellung einer blühenden Wiese Symptome verursachen! Wählen Sie dann lieber einen reizfreien Duft, selbst wenn das nur der zweitbeste ist.

GUSTATORISCH (Geschmackssinn): Womöglich gibt es auch einen Geschmack, der zu Ihrem Zielgefühl passt und es intensiviert? Eine wundervolle Geschmacksempfindung, die Sie im Zusammenhang mit Ihrem Wohlgefühl vielleicht schon einmal erlebt haben oder dazu passend assoziieren?

Nicht jeder Mensch wird sein Zielgefühl mit allen fünf Sinnen wahrnehmen können. Das ist völlig normal, da es bestimmte Sinnestypen unter den Menschen gibt.

Erfahrungsgemäß hat jeder ein bis drei bevorzugte Sinnesqualitäten. Ich selbst bin zum Beispiel ein Augen- und Nasen-Mensch mit ein wenig Ohr dabei, meine Bilder entstehen mit diesen Qualitäten am intensivsten.

Welche Sinne auch immer Ihre ausgeprägtesten sind: Konzentrieren Sie sich auf diese Qualitäten, denken Sie an Ihre Zielformulierung und fühlen Sie sich intensiv in das Sinneserleben ein. Versuchen Sie, ein stimmiges Bild oder eine Szene zu erleben und tauchen Sie vollständig ein. Umgeben Sie sich mit Ihrer passenden Farbe, hören Sie den Klang dazu, spüren Sie die kribblige Leichtigkeit und den Wind auf der Haut, alles so gleichzeitig wie möglich.

Wenn Sie im Maximum des positiven Erlebens sind, berühren Sie kurz mit einem kräftigen Fingerdruck einen leicht zugänglichen Punkt an Ihrem Körper, zum Beispiel am Bauch oder am Arm. Damit setzen Sie einen »Anker«: Indem Sie diesen Punkt zu einem späteren Zeitpunkt erneut mit einem kurzen kräftigen Druck berühren, aktivieren Sie sofort wieder das Zielgefühl. Tauchen Sie dann immer kurz, aber intensiv in Ihr Sinneserleben der Zielvorstellung ein. Dadurch prägen Sie sich ein, welches Ziel Sie verfolgen. Ich erinnere Sie zu Beginn jeder Übung daran, Ihr Unbewusstes kann diese dann von der Relevanz auf Ihr Ziel hin ausrichten.

Beenden Sie die VAKOG-Übung mit einer letztmaligen Formulierung Ihres Ziels, still oder laut ausgesprochen. Nehmen Sie ein paar tiefere Atemzüge und orientieren Sie sich wieder zurück: Wo sitzen Sie, welche Geräusche können Sie wahrnehmen? Bringen Sie Bewegung in Ihren

Körper und öffnen Sie die Augen wieder, wenn Sie sie geschlossen hatten.

Bevor Sie nun selbstständig die erste Übung durchführen, möchte ich Ihnen jedoch noch einige wichtige, grundsätzliche Hinweise für Selbsthypnose-Übungen geben:

▶ Für alle Übungen gilt: Sie können sie in einzelnen Schritten während des Lesens durchführen oder Sie lassen sich den Text vorlesen. Sie sind in der Du-Anrede formuliert: Dies hat sich bewährt, da die Sprecher-Stimme sozusagen zu einer Stimme in Ihrem Kopf wird und Sie gedanklich auch zu sich selbst in einer persönlichen Anrede sprechen. Möchten Sie die Übungen tatsächlich mit Ihrer eigenen Stimme hören, sprechen Sie den Text auf ein Smartphone oder ein anderes Aufnahmegerät auf. Machen Sie nach jedem Satz eine Lesepause, um das Gelesene in Ihrer Vorstellung entstehen zu lassen. Die drei Punkte nach einzelnen Satzteilen markieren sinnvolle Pausen.

▶ Sie gehen bei den Übungen in einen Entspannungszustand (Trance), richten also Ihre Aufmerksamkeit völlig nach innen. Sollten Sie sich eine Aufnahme angefertigt haben, hören Sie diese niemals beim Autofahren oder anderen Tätigkeiten, die Ihre uneingeschränkte Aufmerksamkeit erfordern.

▶ Wählen Sie eine Tageszeit, zu der Sie aufmerksam, wach und konzentriert sind. Üben Sie immer am gleichen ungestörten Platz. Vor dem Einschlafen können Sie Ihre aktuelle Übung gerne zusätzlich durchführen.

‣ Haben Sie die Übung aufgenommen, benutzen Sie möglichst einen Kopfhörer, so empfinden Sie Ihre Stimme intensiver.

‣ Behalten Sie anfangs die Reihenfolge der Übungen im Buch bei und machen Sie nicht mehr als zwei verschiedene Übungen nacheinander.

‣ Wiederholen Sie einzelne Übungen, sooft das sinnvoll oder notwendig erscheint. Manche Übungen sind komplex und beinhalten viele verschiedene Anregungen. Ihr Unbewusstes konnte bereits beim Lesen sondieren, was am sinnvollsten zu bearbeiten ist. Möglicherweise fokussieren Sie sich auf einzelne relevante Aspekte, während Sie andere ausblenden. Das ist nicht schlimm, sondern sehr selbstorganisatorisch.

‣ Ermüden oder wiederholtes Einschlafen beim Üben kann verschiedene Gründe haben. Wählen Sie zunächst eine andere Tageszeit. Geschieht dies weiterhin, üben Sie trotzdem weiter – das Unbewusste schläft nicht! Dennoch kann es dann ratsam sein, einen professionellen Therapeuten hinzuzuziehen.

‣ Sammeln Sie viele Ressourcen, bevor Sie sich einem Problemsymbol oder Ihrem Inneren Kind zuwenden.

‣ Beenden Sie eine Übung sofort, wenn sich Unwohlsein einstellt. Geschieht das wiederholt, versuchen Sie herauszufinden, welcher Anteil sich so in Ihnen ausdrückt. Holen Sie sich sonst auch hier professionelle Hilfe.

‣ Um Ihre eigenständigen Selbsthypnose-Übungen zu erleichtern, habe ich diese VAKOG-Übung in die Visualisierungs-Übung auf der CD integriert. Ich empfehle

Ihnen daher an dieser Stelle, die erste Übung der CD anzuhören. Mit ihrer Hilfe leite ich Sie grundsätzlich an, über Ihre Sinne innere Bilder zu erzeugen.

KURZANLEITUNG DER VAKOG-ÜBUNG ZUR ZIELVORSTELLUNG

Nimm eine entspannte Haltung ein, schaue schräg vor dich auf einen Punkt am Boden oder schließe die Augen … Sage dir still oder laut deine Zielformulierung vor und bitte dein Unbewusstes um Unterstützung für dieses Ziel … Stelle dir so plastisch wie möglich vor, du hast dieses Ziel bereits erreicht … Mache dir eine richtig lebendige Vorstellung von diesem Zustand. Nimm wahr, wie sich das ganz allgemein anfühlt …

Richte jetzt deine Aufmerksamkeit auf visuelle Eindrücke: Wie ist die Umgebung, was tust du, was hast du an? … Welcher Farbeindruck verstärkt das Gefühl? … Umgib dich mit deiner wohligen Farbe und nimm diese so intensiv wahr, wie es sich gut anfühlt …

Richte jetzt deine Aufmerksamkeit auf akustische Eindrücke: Was hörst du in deinem Zielgefühl? … Finde den Höreindruck, der dein Zielgefühl angenehm verstärkt, und genieße das Gefühl … Gehe dann mit der Aufmerksamkeit zu deiner körperlichen Wahrnehmung: Wo am oder im Körper spürst du das gute Gefühl am intensivsten? … Was genau empfindest du? … Verharre wieder einen Moment in diesem wohligen Körpererleben … Richte deine Aufmerksamkeit nun auf die Geruchsempfindungen: Gibt es einen Duft, der das Zielgefühl verstärkt? … Nimm auch diesen einen Moment lang ganz intensiv wahr. Prüfe nun, ob es einen Geschmackseindruck des Zielgefühls gibt, und nimm diesen ebenfalls intensiv wahr … Gehe jetzt in das Gesamterleben deiner Zielvorstellung … Strenge dich dabei nicht an, folge einfach dem Pfad deiner sinnlichen Wahrnehmung … Sage dir erneut deine Zielformulierung und versuche, so gut das ohne Mühe gelingt, in alle sinnlichen Qualitäten gleichzeitig hineinzufühlen … Erspüre neugierig, in welche Sinnesqualitäten du besonders leicht hineinfindest … Tue so, als wäre dein Gefühlsbild ganz real … Wenn du ein Maximalgefühl dafür hast, berühre mit einem kurzen Fingerdruck einen leicht zugänglichen Punkt an deinem Körper … Das ist jetzt dein Ankerpunkt.

Beende nun diese Übung, indem du ein letztes Mal die Zielformulierung sprichst … Nimm ein paar tiefere Atemzüge … orientiere dich wieder zurück in den Raum, in dem du sitzt … und öffne deine Augen.

Ging das insgesamt gut? Wunderbar! Wenn nicht, ist das überhaupt nicht schlimm. Setzen Sie sich nicht unter Erfolgsdruck, allein Ihre Absicht, es versucht zu haben, ist schon ganz hervorragend! Es wird gute Gründe geben, weshalb Sie nichts gefühlt haben, die Konzentration versagt hat, Bilder im Nebel verschwunden sind, vielleicht sogar ein negatives Gefühl wie Traurigkeit entstanden ist oder sich andere Störungen eingemischt haben. Seien Sie nicht enttäuscht, Sie können im Laufe des Lesens die Ursachen verstehen und zu Ihrem tiefsten Wohl beseitigen lernen.

Zunächst genügt es an dieser Stelle vollkommen, wenn Sie die Annahme akzeptieren, irgendein Anteil in Ihnen wollte *aus einem wichtigen Motiv* heraus nicht, dass Sie ein solches Gefühlsbild entwickeln und spüren. Ich bitte Sie nun, diesem Anteil mit Aufrichtigkeit und ohne Groll (weder gegen sich selbst noch gegen diesen »Verhinderer«) für seine gute Absicht zu danken – auch wenn Sie dessen Motiv noch nicht kennen und noch nicht einmal wissen, wen Sie damit überhaupt ansprechen. Und wenngleich Ihnen das seltsam vorkommen mag: Bitte tun Sie es trotzdem. Danken Sie dem Verhinderer für seine gute Absicht. Jetzt! Betrachten Sie dies als erste Übung darin, zu lernen, sich selbst zu vertrauen: Ihr Unbewusstes weiß bereits, wofür das gut ist, und Sie werden es im Verlauf Ihrer Lektüre höchstwahrscheinlich auch bewusst verstehen. Sollten Sie aus solch wichtigen Gründen keine Zielvisualisierung entwickelt haben, dann wiederholen Sie bei allen Übungen anstelle Ihrer Ankerauslösung einfach immer Ihre Zielformulierung. Bitten Sie Ihr Unbewusstes darum, Sie trotzdem beim Erreichen Ihres formulierten Ziels zu unterstützen und beim Weiterlesen insbesondere *den* Aspekten Beachtung zu schenken, die für das Erreichen Ihres Ziels am wichtigsten sind! Allein indem Sie Ihr Unbewusstes um Unterstützung bitten, signalisieren Sie die Bereitschaft, sich darauf einzulassen. Auch das ist eine erste, wirkungsvolle Selbsthypnose-Übung.

TEIL 1:

THEORETISCHE
GRUNDLAGEN

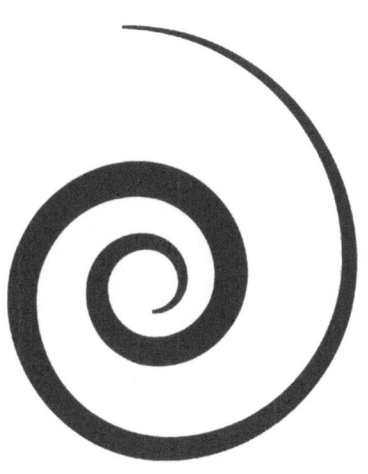

S ie haben jetzt die erste Selbsthypnoseübung gemacht und möchten vielleicht gleich weiterüben,
aber bitte haben Sie noch einen Moment Geduld.
Sie müssen wissen, mein Inneres Kompetenzteam in Sa-
chen »Buch schreiben« hat mir geraten, Sie darauf noch
ein wenig besser vorzubereiten. Vor allem mein Innerer
Autor hat da seinen ganz eigenen Kopf.
Stellen Sie sich folgende Situation vor: Ich sitze am Ess-
tisch unserer gemütlichen und zum Garten hin voll ver-
glasten Wohnküche, vor mir mein Laptop, denn hier
schreibe ich am liebsten. Schaue ich zur Seite, blicke ich
über die Felder zu den sanften Ausläufern des Taunus.
Manchmal schließe ich die Augen, um einem Gedanken
nachzugehen. Da geht er vor mir her, mein Gedanke, und
führt mich in eine komplett andere Umgebung: Plötzlich
bin ich in einem altmodischen Arbeitszimmer, mit hohen
Bücherregalen an allen Wänden, einem großen Ohren-
sessel in einer Ecke neben einer Stehlampe. Das Licht
im Raum ist warm und schummrig, es riecht, wie solche
Zimmer nun mal riechen: nach Büchermuff. Auf dem
schweren Holzschreibtisch beleuchtet eine Petroleumlampe (ja, wirklich: eine Petroleumlampe!) die Arbeitsfläche,
auf der überall rings um die Schreibfläche Bücher, Zeit-
schriften und einzelne Zettel in einem kreativen Chaos
herumliegen. Glauben Sie mir, mein echter Schreibtisch
würde mich wahnsinnig machen, wenn er so aussähe!

Am Tisch sitzt ein altmodisch wirkender Mann mittleren Alters, die halblangen Haare zu einem Pferdeschwanz gebunden, mit dunkelgrauen Knickerbockerhosen und einem weißen Hemd, das in einen Mantel- und Degenfilm passen könnte. Er schaut konzentriert auf die Schreibarbeit vor sich – er hat keinen Computer, sondern schreibt mit Feder und Tinte – und ist ganz offensichtlich völlig Herr über dieses Chaos um sich herum. Bei meinem Eintreten blickt er, zur Begrüßung freundlich lächelnd, auf – er ist stets gut drauf, konzentriert und gut ausgeruht, obwohl er nie zu schlafen scheint, denn mitunter begegne ich ihm auch mitten in der Nacht oder am frühen Morgen und er sitzt fast immer in der gleichen Weise am Schreibtisch und arbeitet. Gerade nimmt er den Gedanken, dem ich eben nachgegangen bin, entgegen. Dieser purzelt als Notizzettel auf einen Stapel und mein Innerer Autor bekräftigt, er werde ihn prüfen. Ich gebe meine Gedanken völlig an ihn ab, vergesse sie sogar mitunter, denn ich habe gelernt, meinem Inneren Autor zu vertrauen. Er steht in gutem Kontakt mit wichtigen anderen inneren Anteilen von mir, mit denen er sich zum Gelingen dieses Buches gelegentlich berät. So etwas macht er oft, wenn ich schlafe oder meiner Arbeit in der Praxis nachgehe – manchmal sehen wir uns tagelang nicht, aber dafür präsentiert er mir dann zum Beispiel ein von ihm fertig ausgearbeitetes Kapitel, wohlgeordnet und durchformuliert! Ich brauche es nur nach seinem Diktat aufzuschreiben – ist das nicht wundervoll? So also muss ich in gewisser Weise tun, was er sagt, aber das mache ich gerne – er ist der

Fachmann in der Angelegenheit und hat nichts anderes zu tun, denn für meine Arbeit mit meinen Patienten habe ich meine Innere Therapeutin, für meine Kinder meinen mütterlichen Inneren Anteil usw. Folglich habe ich keinen Grund, ihm zu widersprechen. Und jetzt hat er mich eben überzeugt, dass vor der Praxis die Theorie steht, und das leuchtet auch ein. Bevor man jemandem oder etwas vertraut, noch dazu etwas so Machtvollem wie dem Unbewussten, muss man es doch erst kennenlernen! Sie werden also in den folgenden Kapiteln unter anderem Kenntnis erlangen über Ihr Unbewusstes und Hypnose, insbesondere moderne selbstorganisatorische Hypnose. Und Sie erfahren, wie es überhaupt zu solchen Bildern wie dem eben beschriebenen kommt.

Wenn ich eine Sache im Sinne meines Inneren Autors erledigt habe, kann ich an seinen Reaktionen übrigens immer erkennen, ob er zufrieden ist. Gerade nickt er lächelnd ... Er bittet mich noch, Sie an dieser Stelle aufzufordern, vor dem Weiterlesen die zweite Übung auf der CD anzuhören. Sollten Sie dies nicht ohnehin schon getan haben, ist jetzt der beste Zeitpunkt dafür, denn durch diese Übung regen Sie Ihr Unbewusstes an, sämtliche Inhalte bereits beim Lesen optimal für Ihre eigenen Ziele zu verinnerlichen. Freuen Sie sich darauf, denn Sie lernen in der Übung den guten Geist dieses Buches kennen. Mein Innerer Autor und ich wünschen Ihnen dabei gutes Gelingen!

Das Unbewusste

Das Unbewusste – was ist das überhaupt? Durch alle Zeiten hindurch gab es Überlegungen zu Existenz, Struktur und Aufgaben des Unbewussten. Dabei erfuhr es sehr kontroverse Zuschreibungen, zum Beispiel diese extremen Positionen: Bei Homer entsprach es neben dem Wachbewusstsein einem zweiten, schattenhaften Wesensanteil, der sich in Traum und Tod loslöst von der wahrnehmbaren Erscheinung des Menschen. Die materialistische Betrachtung seit René Descartes verneinte die Existenz eines Unbewussten gänzlich. Ob Ursprung alles Bösen im Menschen (mittelalterliches Christentum) oder gar Manifestation des transzendenten Göttlichen im Menschen (zum Beispiel christliche Mystiker) – Diskussionen über das Unbewusste spiegelten nahezu alle wichtigen philosophischen Positionen der Menschheitsgeschichte wider.

Seit dem berühmten Psychoanalytiker Sigmund Freud ist es in den Fokus psychologischer Bedeutsamkeit gerückt und trotz der noch immer bestehenden Kontroversen haben vor allem die Neurowissenschaften und psychologische Forschungen zu einer schlüssigen Sichtweise geführt, die die moderne Hypnose zugrunde legt: Zunächst ist das Unbewusste ganz einfach alles, was nicht bewusst ist – ohne hier näher auf Zwischenstufen wie Vorbewusstes oder auch Überbewusstes einzugehen. Das Unbewusste ist weder gut noch böse, vielmehr ist es handlungsbestimmend für alle sinnvollen, wesensmäßigen und lebenssichernden Prozesse im Organismus.

Dies gilt sowohl für biologische als auch psychologische Funktionen: Besteigen Sie einen hohen Turm, spüren Sie rasch einen beschleunigten Herzschlag, der notwendigerweise und unbewusst, also nicht durch eine bewusste Willensanstrengung herbeigeführt, für die erforderliche Mehrversorgung mit Sauerstoff in den Muskeln sorgt. Über das Regelkreisprinzip »Was ist gefordert – wie muss die bestmögliche Reaktion aussehen?« können aus dem Gehirn unbewusste Befehle an die beteiligten Strukturen ausgesandt werden. Das gilt ebenso für psychologische Prozesse, wobei ich an dieser Stelle erwähnen möchte, dass hier grundsätzlich zwischen zwei mitunter konkurrierenden Motivationen unterschieden werden muss: dem Selbst*rettungs*- und dem Selbst*heilung*sprinzip. Dieser ausgesprochen wichtigen Besonderheit widme ich sogar ein eigenes Kapitel (siehe Seite 58).

Ganz allgemein werden bewusste Prozesse im Gehirn mit einer Informationsverarbeitungskapazität von etwa fünfzig bit/s verarbeitet, wohingegen unbewusste Prozesse im Bereich von mehreren Millionen bit/s liegen – David und Goliath also! Die moderne Hirnforschung hat beispielsweise nachgewiesen, dass bei Betrachtung eines Objektes (zum Beispiel eines rasch näher kommenden Autos, während man die Straße betritt) das Gehirn eine Fülle von Informationen darüber aufnimmt, wovon jedoch nur ein kleiner Teil auch dem Bewusstsein zugeführt wird. Ein unfassbar verzweigtes neuronales Netzwerk, das sich lebenslang an die veränderten Bedingungen anpasst und somit in stetigem Umbau ist, verteilt sämtliche aufgenommenen Informationen an alle möglichen

Bereiche des Gehirns und filtert dabei wesentliche Aspekte heraus, die dann auch dem Bewusstsein zugeführt werden (visuelles Erfassen des raschen Näherkommens des Autos, Lebensgefahr!). Vom Gehirn als unwichtig erachtete Informationen (Automarke) werden fallengelassen. Relevante, nicht bewusst gewordene Informationen bleiben erhalten, denn das Unbewusste hat hierfür eine Speicherfunktion (zum Beispiel akustische Hinweise auf die hohe Geschwindigkeit – das könnte in einer ähnlichen Situation bei schlechter Sicht lebensrettend sein!). Sämtliche Erfahrungen, die sich im Verlauf der Menschheitsentwicklung häufig wiederholt und als sinnvoll, wesensmäßig und lebenssichernd bewährt haben, werden bewusst und unbewusst durch die Generationen weitergetragen. Dieses evolutionsgenetische Wissen wird ebenso im Unbewussten verwahrt wie familiäre und individuelle Lebenserfahrungen. Die Aspekte evolutionärer Menschheitserfahrung bilden dabei eine Art Matrix, ein Idealbild im Gehirn, mit dem die eigenen, individuellen Erfahrungen abgeglichen werden. Der stetige Ist-Soll-Abgleich entspricht dem Arbeitsprinzip des Gehirns und daraus kann in Bezug auf das Unbewusste abgeleitet werden, dass es – in einfachen Worten ausgedrückt – sowohl weiß, was ist, und gleichzeitig, wie es sein sollte. Zusammengefasst ergeben sich also für das Unbewusste zwei Hauptfunktionen. Erstens in jeder Situation das biologische und psychologische Überleben bestmöglich zu sichern und zweitens, zu erwirken, »wie es sein sollte«. Letzteres beschreibt in der Psychologie die Selbstindividuationstendenz: in allen Lebensbereichen bestmöglich zur Entfaltung zu bringen, was für das Individuum wesensgemäß und stimmig, selbstkonform ist.

Hypnotherapeuten, insbesondere Anwender der modernen selbstorganisatorischen Hypnose, sehen daher im Unbewussten den wichtigsten Therapiepartner, dessen Wissen, Weisheit und Kompetenz der therapeutische Prozess unterstellt wird. Dieser große, kluge Teil im Menschen kann dafür sorgen, in Zusammenarbeit mit dem Bewusstsein die individuell stimmigsten Problemlösungen zu finden. Es ist gewiss nicht übertrieben zu sagen, dass Ihr Unbewusstes wie ein unbestechlicher, bester Freund an Ihrem innersten Wohl interessiert ist – denn es begleitet Sie mit besten Absichten durch Ihr Leben, von Anfang an!

Um der oben erwähnten Funktion Ihres Gehirns, nur das Wesentliche (aus diesem ganzen Text) in Ihr Bewusstsein zu melden, gerecht zu werden, hier noch einmal die wichtigsten Aspekte über das Unbewusste für Sie zusammengefasst:

Das Unbewusste

> ▶ ist weder gut noch böse, sondern verfolgt wesensgemäße Lebensprinzipien.
> ▶ sorgt immer für Ihr bestmögliches körperliches und seelisches Überleben.
> ▶ speichert biografische, familienbiografische und evolutionsgenetische Erfahrungen.
> ▶ weiß somit, »wie es ist« und »wie es sein soll«.
> ▶ ist damit der Motor für Ihre selbstkonforme Lebensgestaltung.

Nun haben Sie einen Eindruck davon, was das Unbewusste ist und kann. Im nächsten Kapitel erfahren Sie, wie man mit ihm redet.

Hypnose, Trance und selbstorganisatorische Hypnose

Ich möchte Sie nicht mit der Geschichte der Hypnose durch alle Zeitalter langweilen. Dies allein würde ein Buch füllen, da die ersten Aufzeichnungen hierzu über siebentausend Jahre zurückliegen. Es gibt vielfältige Hinweise, dass hypnotische Techniken und Rituale in allen Zeiten und Kulturen angewandt wurden. Wissenschaftliche Bedeutung in medizinischen und psychotherapeutischen Anwendungen kam der Hypnose zunehmend seit dem ausgehenden achtzehnten Jahrhundert zu. Als solche beschreibt sie eine Kommunikationstechnik zum Herbeiführen einer therapeutischen Trance: eine Kontaktaufnahme des Bewussten mit dem Unbewussten, um dessen Wissen, Weisheit und Lösungskreativität nutzbar zu machen.

Bevor ich auf die Besonderheiten der Hypnose, vor allem moderner selbstorganisatorischer Hypnose, eingehe, ein paar Worte zum Thema Trance: Bei meinen Vorträgen frage ich gern in die Runde, wer glaubt, bereits eine Trance erlebt zu haben. Oft gehen nur wenige Arme in die Höhe, da die Trance bei den meisten Menschen verknüpft ist mit Bildern wie diesen: Ein leicht bekleideter und fremdartig aussehender Mensch blickt mit rollenden Augen verklärt nach oben und stammelt sabbernd (Trance aktiviert Speichel- und Tränenfluss) wirres Zeug, während er womöglich in wilden Verrenkungen zuckend herumtanzt. Oder etwas kulturnäher: Horden von Jugendlichen (mit ähnlichem Körperausdruck wie im vorigen Beispiel) tanzen im Stroboskoplicht zu lauten Elektrobeats. Richtig? Nein? Dann sind Sie schon weitaus aufgeklärter! Zweifelsohne befinden sich diese Menschen in tiefster Trance und vollziehen darin bedeutsame Rituale, aber Tatsache ist, dass Trance ein natürlicher und vertrauter Zustand ist: Jeder Mensch verbringt die größte Zeit des Tages in den verschiedensten Trancen. Als Zustand zwischen Wachen und Schlafen tritt sie in verschiedenen Tiefen (mit entsprechend veränderten Hirnwellenmustern) auf und ist gekennzeichnet durch eine fokussierte und damit erhöhte Aufmerksamkeit auf ein inneres oder äußeres Geschehen. Jetzt gerade befinden Sie sich hoffentlich in einer Lesetrance, blenden also Ihre Außenreize aus und konzentrieren sich auf das Erfassen und Verstehen des Textes. Autofahren, Musikhören, Spielen, Kochen, Büroarbeit – dies sind nur einige Beispiele für Alltagstrancen. Das ist sehr sinnvoll und hängt mit der Filterfunktion unseres Gehirns zusammen, das im Ist-Soll-Abgleich ermöglicht, unsere jeweils kompetentesten Anteile die Handlung bestimmen zu lassen – hierzu mehr im Kapitel über Persönlichkeitsanteile (siehe Seite 47). In dieser Fokussierung agieren Sie optimal.

Wer kennt nicht die folgende Situation: Sie fahren Fahrrad auf einem schmalen Feldweg, die Spur ist gerade mal so breit wie Ihr Reifen. Den Blick starr nach vorn gerichtet und ohne bewusst darüber nachzudenken, ob Sie wohl in dieser schmalen Spur bleiben können, fährt es sich am sichersten. Aber wehe, Sie blicken nach unten und versuchen, bewusst die Spur zu halten! In Ihrer vorherigen Radfahrtrance waren Sie deutlich sicherer, oder? Sie haben sich dabei quasi selbst in Ihr Spurhalte-Optimum hineinhypnotisiert. So lange, bis Sie ins Zweifeln kamen. Hypnose wird daher auch beschrieben mit der »Umgehung des kritischen Faktors des Bewusstseins«.

Die Fähigkeit zur Fokussierung auf das Wesentliche macht sich therapeutische Trance zunutze. Ältere, klassische Hypnose arbeitet mit mittleren bis tiefen Trancen, um dem Unbewussten hilfreiche oder heilende Suggestionen zu geben, unter weitgehender Reduktion bewusster Einflussnahme des Hypnotisierten. Dabei werden zum Teil komplizierte Sprech- und Sprachtechniken oder überraschende Manöver angewandt, um dessen kritischen Bewusstseinsfaktor außer Kraft zu setzen. Bewährte Anwendungen solch direktiver Suggestionen sind beispielsweise Autogenes Training und vergleichbare Entspannungstechniken. Jedoch: Im psychotherapeutischen Bereich legt ein direktiv arbeitender Therapeut mit seiner Anordnung an das Unbewusste eine eigene Lösungsvorstellung für das Problem zugrunde, was – bei allem Respekt vor wirklich guten klassischen Hypnotherapeuten – neben dem möglicherweise empfundenen Kontrollverlust des Hypnotisierten eine nicht mehr zeitgemäße Sicht auf den Menschen und seine Heilungsprozesse widerspiegelt. Denn kein anderer Mensch kann besser als der Betroffene selbst wissen, was er zur Lösung seines Problems braucht. Noch dazu gibt es immer die Unwägbarkeit, ob das Unbewusste eine direktive Suggestion annimmt und realisiert. So hatte sich im letzten Jahrhundert mit dem Vorreiter des Selbstorganisationsprinzips, Milton H. Erickson, die »Neue Hypnose« entwickelt. (Für die Fachleute unter meinen Lesern: Erickson arbeitete zwar auch direktiv, jedoch standen seine Suggestionen in einem weitaus offeneren, selbstorganisatorischen Verwirklichungsrahmen.)

Die respektvolle Annahme, das »System Mensch« sei nur aus sich selbst heraus in der Lage, sich bestmöglich zu organisieren, legte den Grundstein zur Weiterentwicklung für die moderne Hypnose. Sie basiert auf den aktuellsten Ergebnissen der Neurowissenschaften und der psychologischen Forschung und berücksichtigt Erkenntnisse der Synergetik, die sich mit dem Zusammenwirken *aller* Einflussfaktoren komplexer dynamischer Systeme, wie es der Mensch ist, beschäftigt. Kurzum: Die selbstorganisatorische Hypnose hat das Vorgehen revolutioniert, weg vom Befehlston der Suggestion hin zu einem partnerschaftlichen Miteinander mit dem Patienten-Unbewussten. Im Zustand leichter bis mittlerer Trancen bleibt das Bewusstsein immer präsent, es gibt also einen »Sowohl-als-auch-Zustand«: sowohl entspannter Innenblick als auch bewusstes Reflektieren.

Der moderne selbstorganisatorische Hypnotherapeut weiß um die Tatsache, dass nicht er es ist, der heilt – er hilft vielmehr seinem Patienten, die Verbindung zu den eigenen, lösenden und heilenden Ressourcen (wieder) herzustellen. Dabei muss nichts vor dem Bewusstsein verborgen werden, sogar Widerstände gegen die Hypnose selbst werden wertschätzend als wichtige Hinweise auf mögliche psychodynamische Zusammenhänge betrachtet. Ein Kontrollverlust muss nicht gefürchtet werden, denn letztlich ist Hypnose immer das Herbeiführen eines Selbsthypnose-Zustands. Die Kommunikation kann einfacher und direkter gestaltet werden: Da das Bewusstsein alles mitbekommen darf, sind keine Überrumplungsmanöver oder speziellen Rede- und Formulierungstechniken notwendig. Stattdessen wird mit dem Unbewussten direkt »gesprochen«, indem weitere angeborene Fähigkeiten genutzt werden: das Entwickeln metaphorischer, symbolhafter innerer Bilder sowie die Ideomotorik. Diese bezeichnet unwillkürliche, also nicht bewusst gesteuerte Muskelreaktionen, die als Resonanzphänomen des autonomen Nervensystems auf eine Aussage oder Frage hin entstehen. Das Prinzip dahinter ist einfach: Wenn Sie etwas sagen, reagiert der gesamte Organismus mit, da jegliche Information im Gehirn in einem unfassbar riesigen Netzwerk an alle erdenklichen Körperbereiche weitergegeben wird. Wenn nun das, was Sie sagen, auf allen Ebenen Ihrer selbst stimmig ist, dann fallen die vegetativen Reaktionen anders aus als bei Unstimmigkeit. Mit Geräten können so zum Beispiel unterschiedliche Reaktionen für Atmung, Herzschlag, Hautoberflächenspannung und weitere Messgrößen ermittelt werden. In der Kommunikation mit dem Unbewussten wird ohne Geräteaufwand die entsprechende »Muskelantwort« durch eine Bewegung der Hand, des Armes, eines Fingers oder jedes beliebigen anderen Köperteils aufgegriffen. Es wird also eine Art Verständigungscode mit dem Unbewussten vereinbart. Dieses Prinzip wird bei bestimmten komplementärmedizinischen Methoden schon lange erfolgreich angewandt.

Mit Ideomotorik werden Sie in den Selbsthypnose-Übungen dieses Buches jedoch nicht arbeiten, da es zumindest anfangs häufig einer erfahrenen Anleitung bedarf, um mögliche Fehlerquellen, etwa Selbstsabotage, zu eliminieren. Grundsätzlich ist dies aber eine wunderbare Möglichkeit, nach Klärung und Bereinigung möglicher Fehlerquellen in eine gute Eigenkommunikation mit dem Unbewussten zu kommen. Das ist ein erklärtes Ziel selbstorganisatorischer Hypnotherapeuten: den Patienten im Wissen um seine Eigenkompetenz auch unabhängig vom Therapeuten zu machen, so schnell wie möglich! In diesem Buch liegt der kommunikative selbstorganisatorische Fokus auf der Arbeit mit den inneren Bildern, Landschaften, Symbolen und Persönlichkeitsanteilen. Die zugrunde liegende Strategie stellt ein in sich geschlossenes, selbstorganisatorisches Prinzip dar. Sie benötigen also keine Pendel oder sonstigen Hilfsmittel, die Sie womöglich bisher mit Hypnose assoziiert haben. Sie gehen immer wieder in leichte Trancen, bereits während des fokussierten, aufmerksamen Lesens, aber natürlich insbesondere bei der Durchführung der Selbsthypnoseübungen. Mit dem Unbewussten reden ist nicht schwierig – und denken Sie daran: Hypnose ist immer Selbsthypnose. Übrigens gilt das auch für Hypnose-Shows. Bei diesen handelt es sich um eine Art Kontrollverlust-Spiel, auf dessen Regeln sich der Hypnotisierte mit vollem

Einverständnis seines Unbewussten eingelassen hat. Die entsprechende Trance »macht« nicht der Hypnotiseur, sondern er verhilft dem Hypnotisierten vielmehr durch geschickte Manöver, in seine eigene Trance zu gehen, sodass die Suggestionen freiwillig und eigenmotiviert angenommen werden. Im therapeutischen Rahmen jedoch gehen Hypnotherapeuten ausgesprochen respektvoll und achtsam mit dem Unbewussten um.

Lieber Leser, meine Hochachtung vor Ihrem Unbewussten, seinen Fähigkeiten und Möglichkeiten, seiner Kenntnis über all Ihre wichtigen Motive und Anteile, ist immens! Mit den Werkzeugen moderner selbstorganisatorischer Hypnose möchte ich Sie sozusagen mithilfe des Buches und der darin enthaltenen Übungen zu konstruktiver Selbsthypnose hypnotisieren. Und Sie behalten immer die volle Kontrolle!

Das folgende Kapitel ist lang und etwas kompliziert, aber es ist mir sehr wichtig, dass Sie alles gut nachvollziehen können. Außerdem kann Ihr Unbewusstes beim Mitlesen bereits für Sie überprüfen, welche persönliche Relevanz sich darin für Sie verbirgt. Daher möchte ich Sie bitten, sich vor dem Weiterlesen kurz Zeit zu nehmen, Ihren guten Geist des Buches um besondere Aufmerksamkeit zu bitten und in Ihre anfängliche Zielvisualisierung zu gehen. Lösen Sie dazu Ihren Anker aus (siehe Seite 24). Tun Sie das bitte jetzt …

Diejenigen unter Ihnen, die keine solche Visualisierung gefunden haben, bitten einfach erneut ihr Unbewusstes um Unterstützung im Sinne der Relevanz für sie und ihr formuliertes Ziel. Jetzt …

Ich und die anderen:
Ihre Persönlichkeitsanteile

Kennen Sie das? Nach einem anstrengenden Arbeitstag liegen Sie abends im Bett und wollen nur noch schlafen. Aber kaum ist Ihr Körper zur Ruhe gekommen, geht das Gequake im Kopf los: Eine unkende Stimme erinnert Sie daran, was Sie heute alles nicht geschafft haben. Eine andere geht schon mal eifrig durch, was morgen ansteht. Dazwischen vermeldet eine dritte panisch, dass übermorgen die Schwiegereltern zu Besuch kommen und bislang nichts vorbereitet ist. Wieder eine andere beschäftigt sich besorgt mit der Fünf, die Ihr Kind geschrieben hat. Und von irgendwo ganz hinten mahnt leise eine Stimme, die das Schlafen jetzt am allerwichtigsten findet – leider wird sie bei dem Lärm der anderen nicht gehört!
Was sind das nur für Stimmen, wo kommen sie her und wer spricht da im Kopf? Keine Angst: Wenn ich Ihnen nun erkläre, dass Sie ganz viele sind, sind Sie nicht verrückt! Im Buddhismus ist bereits seit Jahrtausenden bekannt, was die moderne Psychologie als Modell der Ich-Struktur des Menschen zugrunde legt: Das »Ich« ist ein Konstrukt des Gehirns, das sich aus zahlreichen Ich-Anteilen immer wieder neu zusammensetzt. Je nach Situation werden einige Anteile aktiviert, während andere im Hintergrund bleiben. So nimmt man sich in unterschiedlichen

Situationen auch völlig verschieden wahr. Sie können Ihr Baby liebevoll im Arm wiegen und nicht an die Arbeit denken, Sie können aber auch Gedanken an Ihren Nachwuchs ausblenden, während Sie im Firmenmeeting Ihre Meinung gegenüber Ihren kritischen Vorgesetzten verteidigen müssen. Beide Male sind Sie dieselbe Person, dennoch erleben Sie sich völlig anders. Normalerweise beachten Sie das nicht, sondern handeln und reden eben so, wie es die Situation Ihrem Gefühl nach erfordert. Aber nun möchte ich Sie bitten, sich folgende Fragen zu stellen: Woher wissen Sie eigentlich, dass Sie dennoch immer die gleiche Person sind? Welcher Teil von Ihnen erkennt das denn? Und wie steht dieser erkennende Teil zu den einzelnen Anteilen, die Sie mal liebevoll, mal konzentriert arbeitend oder wütend sein lassen? Wie entscheidet sich überhaupt, welche Anteile genau Sie aktivieren? Ihr Kollege zum Beispiel bleibt im Meeting gelassen, während Sie völlig gestresst sind – woher kommt dieser Unterschied? Und schließlich: Wie viele solcher Anteile gibt es denn und wie entstehen sie?

Ich möchte die letzte Frage als Erstes aufgreifen. Von Geburt an gibt es eine natürliche Grundausstattung an Persönlichkeitsanteilen. Dazu gehören zum Beispiel die emotionalen und sinnlichen Gefühle: Freude, Angst, Zufriedenheit, Neugier, Hunger und viele andere Empfindungen sind als Wesensprinzipien im Menschen angelegt. Sie dienen der Bewältigung aktueller Herausforderungen und haben kommunikative Funktionen, um damit die Befriedigung der Grundbedürfnisse nach Nahrung, Sicherheit, sozialer Bindung und autonomer Entwicklung zu erzielen. Ein alleingelassenes Baby schreit angstvoll nach der Mutter, während ein sattes Baby aufgeht in voller Zufriedenheit und damit signalisiert: »Ich brauche gerade nichts.« Entwickelt es mit einem Spielzeug eine Fingerfertigkeit, lacht es freudig. Die fröhliche Reaktion der Mutter bekräftigt es, sich in seiner gerade gemachten Erfahrung gut zu fühlen, und so wird es künftig weitere mutige Entdeckerschritte unternehmen. Dies bestätigt seinen Inneren Neugieranteil, der diese Entwicklung fördern möchte. Jedes dieser Ursprungsgefühle entspricht einem eigenen Persönlichkeitsanteil, es gibt also Ur-Wut, Ur-Freude, Ur-Angst, Ur-Neugier und so weiter.

Ebenso angeboren sind solche Anteile, die über Jahrtausende aus dem kollektiven Menschheitswissen entstanden sind. Diese auch archetypisch genannten Anteile repräsentieren als Idealvorstellung ein Prinzip, das in der Menschheitsentwicklung durch damit verbundene Überlebens- und soziale Vorteile entstand und über die Generationen unbewusst weitergegeben wurde. Durch den Zugriff auf diese jahrtausendealte Erfahrung erkennt zum Beispiel ein Waisenkind auch ohne echte Elternerfahrung unbewusst die idealen Attribute von Eltern. Es besteht also eine Art Matrix, ein unbewusstes Bild im Gehirn, auf das manche Waisenkinder zugreifen, um sich in ihrer Vorstellung von Inneren Eltern beraten und begleiten zu lassen.

Erinnern Sie sich an die Einleitung? Mein Stoffpanther war der Innere Beschützer meiner Kindheit. Und glauben Sie mir, er war in meiner Vorstellung richtig lebendig! Nur nebenbei sei hier erwähnt, dass archetypisches Wissen sich auch über innere Landschaften und Symbole ausdrückt, hierzu erfahren Sie im entsprechenden Kapitel Näheres (siehe Seite 65). Weitere Beispiele für archetypische Persönlichkeitsanteile sind – neben Inneren Eltern und Innerem Beschützer – Innere Weisheit, Innere Männlichkeit und Weiblichkeit, das Innere Heilwissen (der Innere Heiler), Innere Kindlichkeit (starke, gesunde Innere Kinder) und viele mehr.

Zu diesem Basispool an Persönlichkeitsanteilen kommen solche hinzu, die sich im Laufe des Lebens durch gemachte Erfahrungen sowie durch die individuellen Bewertungen dieser Erfahrungen herausbilden. Hierzu zählen beispielsweise erworbene Kompetenzanteile (Ihr Innerer Autofahrer, der Innere Vortragsredner, der Innere Pädagoge etc.) und als ein Innerer Bewerter zum Beispiel der Innere Zweifler: »Ich schaffe das bestimmt wieder nicht!« Haben Sie etwas gemerkt? Sie sagen dann zwar »ich«, aber es redet in und aus Ihnen nur ein einzelner Ich-Anteil! Denn mit diesem einzigen Anteil haben Sie sich kurzfristig völlig identifiziert. Das ist wichtig, merken Sie sich das bitte, später erfahren Sie noch mehr dazu.

Zu den erworbenen Anteilen gehören auch durch konflikthafte oder traumatische Abspaltungsprozesse entstandene Persönlichkeitsanteile. Sie können komplex sein wie zum Beispiel der »Problemteil«, der alles über Ihr Problem, Ihren bisherigen Umgang damit und dessen Lösung weiß, oder auch einzelne, positive oder negative Aspekte symbolisieren. Wenn beispielsweise einem Ihrer Talente kein Raum gegeben, diese Veranlagung gar regelrecht diffamiert wurde, haben Sie diese offensichtlich unerwünschte Facette Ihrer selbst abgetrennt, abgespalten. Dieses unbewusst gesteuerte Manöver, psychologisch »Dissoziation« genannt, dient dem Selbstschutz in der ursprünglich belastenden Situation – wie sollte ein Kind verarbeiten, wenn von den Bezugspersonen abgewertet wird, was es als zu sich gehörend und völlig normal erlebt? Solche abgespaltenen Aspekte fristen als eigenständige Anteile fortan ihr Dasein im Gesamtpool Ihrer Persönlichkeitsanteile, ebenso wie auch negativ aufgeladene Anteile wie mörderischer Hass oder ein leidbeladenes Inneres Kind. Sie sind teilweise bewusst, teils wurden sie jedoch auch ins Unbewusste verdrängt, also aus wichtigen Gründen »motiviert vergessen«. Die psychodynamischen Zusammenhänge sind hierbei so vielfältig und komplex, dass ich an dieser Stelle nur allgemeine Prinzipien benenne. Im praktischen Teil werden einzelne Aspekte sehr viel detaillierter beleuchtet.

Zu guter Letzt kommen zu den Persönlichkeitsanteilen noch solche hinzu, die nicht primär in Ihnen selbst entstanden sind, sondern von außen übernommen wurden. Psychologisch nennt man das ein »Introjekt«. Stellen Sie sich das bitte so vor: Wenn, wie bei meiner Patientin Gerlinde, eine strenggläubige Großmutter in Ihrer Kindheit immer mit bedrohlicher Stimme wiederholt hat, dass »der liebe Gott alles sieht«, dann hat sie damit ihre eigenen Moralvorstellungen in Sie eingepflanzt. Es ist also die verinnerlichte Stimme der längst verstorbenen Oma, die Sie zur Tugend gemahnt, wenn Sie begehrlich nach dem gut aussehenden Freund Ihrer besten Freundin schielen. Auch Introjekte können positive und negative

Zuschreibungen aufweisen. Der verinnerlichte elterliche Satz »Du bist so klug, aus dir wird mal was ganz Großes« kann im eigenen Kopf zum handlungsbestimmenden Programm werden und Sie zu ganz Großem motivieren. Sei das am Ende gut oder schlecht für Sie!

Sie haben nun eine Idee davon bekommen, wer in Ihrem Kopf herumwimmelt und pausenlos auf Sie einredet. Jeder Gedanke wird von einem Anteil in Ihnen gedacht, jede Handlung vor der Ausführung durch mindestens einen bewussten oder unbewussten Anteil motiviert. In Ihnen lebt ein wuseliger Haufen Ich-Anteile: männliche, weibliche, dynamische, erschöpfte, alte, junge, laute, leise, bewusste, unbewusste, menschliche, tierische, fantastische usw. Es kommen immer mal neue dazu, andere spielen dafür nur in bestimmten Lebensphasen eine Rolle. Wichtig ist, dass alle Anteile eine gute Absicht haben oder hatten, zumindest zum Zeitpunkt ihrer Entstehung, auch wenn das mitunter kaum mehr nachvollziehbar erscheint. Alle Ihre Anteile haben eine eigene Geschichte, eine eigene Sicht auf die Dinge und jeder hat auch nur die ihm eigene Strategie, etwas zu bewirken. Der Innere Autofahrer kann nur Auto fahren. Beim Reiten versagt er völlig, da braucht es einen anderen Kompetenzanteil. Noch ein Beispiel: Mein Patient Matthias musste als kleiner Junge die Erfahrung machen, dass es am schmerzärmsten war, die Klappe zu halten, wenn der Vater mal wieder rumbrüllte. Also ließ sein Innerer Klappehalter ihn in guter Absicht auch später vor Autoritäten schweigen, da dieser Anteil ihn zuverlässig vor Schaden bewahren konnte. Bevor keine bessere, erwachsenere Strategie auftaucht, wird also die Kindheitsstrategie weiter angewandt. Was die Sache noch verwirrender macht: Die einen Anteile wissen nichts von der Existenz der anderen! Also kennt ein Klappehalter nicht die Innere Männlichkeit, die sich endlich gegen das autoritäre Gebaren des Chefs ermannen könnte. Und da über diese Dinge normalerweise nicht bewusst nachgedacht wird, ist der übliche Denk- und Verhaltensmodus reaktiv: Sie halten eben die Klappe. Was dann gleich einen Inneren Abwerter auf den Plan rufen kann, der Sie vielleicht Weichei nennt. Jetzt fühlen Sie sich noch mieser, und dann? Ein nächster Anteil möchte Sie über ein paar Flaschen Bier am Abend das Ganze vergessen lassen, damit Sie sich wieder gut fühlen. Am nächsten Morgen ermahnt Sie Ihr Innerer Heiler, dem der Alkoholkonsum nicht gefällt. So treiben Sie von einer Ich-Wahrnehmung zur nächsten, reaktiv und scheinbar ohne Einfluss. Dabei identifizieren Sie sich stets mit einem einzigen Persönlichkeitsanteil, Ihr Erleben wird bestimmt von dessen Perspektive.

Aber in dem Moment, in dem Sie – wie jetzt – darüber reflektieren, was denn da eigentlich mit Ihnen passiert, ist einer da, der sich all dieser Anteile bewusst werden kann: Ihr reflektierendes Selbst. Das, was Sie sind, wenn kein einzelner Anteil Sie vereinnahmt und zu einer bestimmten Denkweise oder Handlung nötigt, indem er den Sitz Ihres Bewusstseins einnimmt. Dies ist der Ort in der Psyche, der Ihre Identität, Entscheidungen, Gefühle und Wahrnehmungen bestimmt. Von Natur aus wird er vom wahren Selbst, Ihrem innersten Wesenskern, besetzt.

Das Selbst beobachtet wertfrei, ist von Natur aus gelassen, offen, mitfühlend, akzeptiert sich und andere und ist neugierig daran interessiert, eine Verbindung zu anderen Menschen und unseren eigenen Anteilen herzustellen. Es gleicht einem gelassenen, klugen Lehrer, der vor einer wuseligen Klasse steht, die einzelnen Anteile ansieht und freundlich zu Ruhe und Ordnung bringen kann. Der auch auf die Suche nach denjenigen Anteilen gehen kann, die bislang *noch* nicht oder aus einem wichtigen Grund nicht *mehr* bewusst sind, vertrauend und wissend, dass sie zu finden sein müssen, da sie angeboren sind. Aus der Selbst-Perspektive können Sie die Anteile aufeinander aufmerksam machen: Also dem Klappehalter die Innere Männlichkeit vorstellen und ihm zeigen, dass es jetzt, anders als in der Kindheit, bessere Wege gibt, sich vor Schmerz, Strafe oder anderen Konsequenzen zu schützen. Kurzum: Ihr reflektierendes Selbst, das, mit etwas Abstand zu den Persönlichkeitsanteilen, den Überblick über das Ganze hat – mit dem Wissen um einen altersadäquaten Werkzeugkasten, prall gefüllt mit Ressourcen, die nur darauf warten, endlich wiedergefunden zu werden! Damit der nicht mehr zeitgemäße Klappehalter in seinen wohlverdienten Ruhestand gehen kann und nur noch dann hervorkommt, wenn es die Situation wirklich erforderlich macht (zum Beispiel im Theater).

Wenn Sie bei alldem möglicherweise denken, das klinge sehr verrückt, dann möchte ich Sie an dieser Stelle erneut beruhigen. Ein pathologisches, also krankhaftes Eigenleben führen die Anteile nur bei sogenannten multiplen

Persönlichkeiten, bei denen durch schlimmste und anhaltende Traumatisierungen das Ich regelrecht in alle diese Einzelteile zersplittert ist. Die ordnende, erkennende und reflektierende Struktur muss dann im therapeutischen Prozess wieder entwickelt werden. Dies ist in häufig langwierigen Therapien durchaus möglich, wohingegen Sie schon beim Lesen dieses Kapitels einen wichtigen Schritt in eine positive Richtung gehen können!

Ich möchte Sie ermuntern, dieses Wissen in der nächsten Zeit in Ihrem Alltag anzuwenden, um bei sich und anderen zu beobachten, welche Anteile gerade am Werk sind. Sie werden spannende Erkenntnisse gewinnen! Und wenn Sie sich hin und wieder auch noch bewusst machen, wer Sie denn in der Beobachterposition sind, rücken Sie Ihrem Selbst, also sich selbst, deutlich näher.

Sie haben nun sehr geduldig diese schwierigen theoretischen Sachverhalte verinnerlicht und ich möchte Sie dafür jetzt praktisch belohnen: Die folgende Selbsthypnoseübung hilft Ihnen, Ihre Fähigkeit zu trainieren, die Beobachterperspektive einzunehmen.

ÜBUNG »PERSPEKTIVWECHSEL«

Nimm eine entspannte Haltung ein ... Schließe die Augen oder richte den Blick schräg vor dich auf einen Punkt ... Löse als Erstes deinen Zielanker aus und verweile einen Moment in deiner schönen Zielvorstellung ... Bitte dein Unbewusstes um Unterstützung für dein Ziel und diese Übung ...

Komm in deiner Sitzposition ganz zur Ruhe ... Mach dir bewusst, wie sich das Sitzen anfühlt ... Fühle die Berührungspunkte deines Körpers mit dem Sitz ... Spüre auch deine Atembewegungen ... Mache dir jetzt bewusst: Du hast einen Körper, aber du bist nicht dein Körper. Du kannst deinen Körper wahrnehmen, spüren wie du sitzt, wie du atmest. Wie sich die Kleidung beim Atmen auf der Haut bewegt, die Füße auf dem Boden stehen. Vielleicht spürst du auch einen verspannten Muskel. Indem du deine Aufmerksamkeit auf den Körper richtest, kannst du ihn beobachten. Und indem du deinen Körper beobachtest, bist du mehr als dein Körper. Du bist der Beobachter deines Körpers. Schau ihn an, indem du dein Bewusstsein auf ihn lenkst. Betrachte wertfrei deinen Körper. Aus der Perspektive des Beobachters. Du hast einen Körper, aber du bist nicht dein Körper. Du bist mehr ...

Richte nun die Aufmerksamkeit auf deine Gefühle ... So wie deinen Körper kannst du auch deine Gefühle beobachten. Indem dir deine Gefühle bewusst werden, kannst du sie erkennen. Vielleicht fühlst du gerade deine Entspannung ... Du kannst auch Freude, Angst, Wut und Zuversicht voneinander unterscheiden ... Und all die anderen Gefühle. Du kannst deiner Gefühle gewahr werden und sie beobachten, ganz wertfrei ... Jedes Gefühl ist ein anderer Teil von dir. Indem du dir deine Gefühle bewusst machst, kannst du sie beobachten. Und als der Beobachter bist du mehr als dein Gefühl. Du kannst gleichsam neben, vor oder über deinem Gefühlsanteil schweben, ihn sehen, erkennen, seiner gewahr werden ... Du hast Gefühle, aber du bist mehr als deine Gefühle ...

Und nun mach dir auch deine Gedanken bewusst … Gedanken kommen und gehen … Von irgendwoher kommen sie … Wie Wolken am Himmel ziehen sie vorüber, irgendwohin … Jeder Gedanke ist wie eine Wolke … Du hast Gedanken, aber du bist mehr als deine Gedanken. Du bist der Beobachter deiner eigenen Gedanken … Du kannst deine Gedanken auch zurückverfolgen … Jeder Gedanke wird von einem Anteil in dir gedacht. Wer denkt diesen Gedanken? … Wer den nächsten? … Du schwebst vor, neben oder über diesem Teil und beobachtest den Anteil, der den Gedanken denkt … Und beobachtest den Gedanken, wie er vorüberzieht … Du hast Gedanken, aber du bist mehr als deine Gedanken. Du bist der Beobachter … Neutral, wertfrei, mit freundlicher, neugieriger Distanz beobachtest du deinen Körper, deine Gefühle und deine Gedanken … Das geht ganz einfach, indem du dir das bewusst machst … Du brauchst in Zukunft nur daran denken, dass du dich selbst, deinen Körper, deine Gefühle und Gedanken beobachten kannst, und schon bist du mehr als all dies. Du bist der Beobachter. Du kannst jederzeit in diese Perspektive wechseln. Im Alltag, wenn dich etwas stört … Ein Schmerz im Körper, ein unangenehmes Gefühl, ein lästiger Gedanke … Ganz einfach auf Abstand gehen, indem du dir bewusst machst: Du bist mehr. Du bist der Beobachter …
Beginne nun, mit ein paar tiefen Atemzügen deine Trance zu beenden … Danke deinem Unbewussten für die Unterstützung … Mache dir deine Umgebung wieder bewusst. Orientiere dich zurück und bringe Bewegung in deinen Körper … Öffne dann die Augen.

Motivation für Denken, Fühlen und Handeln: Selbstrettungs- und Selbstheilungsprinzip

Nun wissen Sie bereits einiges über das Unbewusste, die Ich-Struktur der Psyche und über Ihre denkenden, fühlenden und handelnden Ich-Anteile. Was aber sind die treibenden Kräfte und Hintergründe, die Motivationen Ihres Denkens, Fühlens und Handelns?

Ich möchte dies zunächst am Beispiel des Umgangs mit Symptomen verdeutlichen: Jede ganzheitliche Therapiemethode appelliert an das Prinzip der Selbstheilung, und das ist auch völlig richtig, denn Heilung kann nur von innen heraus geschehen – es wäre vermessen zu behaupten, ein Therapeut, und sei er noch so gut, könne Sie heilen! Er kann etwas tun, um den eigenen Heilungsprozess Ihres Organismus zu unterstützen, sei es, einen bösartigen Tumor operativ zu entfernen oder mittels Akupunktur Ihren Energiesystemen wieder zur Balance zu verhelfen. Was der Organismus jedoch aus den Hilfestellungen macht, liegt nur in ihm selbst begründet.

Solch ein kluges System müsste doch eigentlich immer auf die Heilung hinarbeiten, oder? Haben Sie sich nicht auch schon darüber gewundert, warum lästige Symptome mitunter den besten, erfolgversprechendsten Therapien widerstehen, sich sogar verstärken können und allen Maßnahmen gegenüber immun zu sein scheinen? Ist dies unter der Prämisse des Selbstheilungsprinzips nicht paradox und unverständlich, gar unsinnig? Stattdessen entsteht sogar oft ein Versagensgefühl: »Alle tun ihr Bestes und ich schaffe es nicht, mich zu heilen, dabei soll ich das doch eigentlich können! Warum hilft die Behandlung anderen, nur mir nicht? Was stimmt denn nicht mit mir?« Kennen Sie solche Gedanken?

Solche Zustände werden in der Psychologie als »Heilungswiderstände« oder »Heilungsambivalenzen« bezeichnet. Ihnen aufzuzeigen, warum sie einen sinnvollen, nachvollziehbaren und sehr natürlichen Grund haben, und Ihnen damit zu verdeutlichen, dass Sie gut und klug funktionieren und ganz richtig sind, ist mein Anliegen in diesem Kapitel.

Eine Arbeitsgruppe der Deutschen Gesellschaft für Autosystemhypnose hat es so auf den Punkt gebracht: Zusätzlich zur Selbst*heilung*stendenz gibt es noch ein zweites, das Geschehen beeinflussende Prinzip, die sogenannte Selbst*rettung*stendenz. Selbstrettung und Selbstheilung dienen beide dem bestmöglichen Erhalt psychischer und körperlicher Unversehrtheit, sind also beide durchweg positiv, aber sie unterscheiden sich in einem wesentlichen Aspekt: Während die Selbst*heilung*stendenz *langfristig* und auf einer höheren Ebene dem Lebenserhalt und der Selbstindividuation dient, sorgt die Selbst*rettung*stendenz lediglich für ein *situativ* optimales Bewältigen einer aktuellen Herausforderung.

Zur Verdeutlichung möchte ich ein Beispiel heranziehen, das Sie bereits kennen und das Ihnen ganz nebenbei verdeutlicht, wie Traumatisierungen psychisch verarbeitet werden: Sie möchten eine Straße überqueren, haben aber das heranrasende Auto zu spät bemerkt. Eine plötzliche Todesangst lässt Sie in der Bewegung erstarren, während das Auto mit quietschenden Reifen um Haaresbreite neben Ihnen zum Stehen kommt. Hätte etwas Sie nicht blitzschnell zum Stehenbleiben gezwungen, wären Sie jetzt vielleicht tot. Dieses Etwas ist eine rasend schnelle Abfolge psychischer und körperlicher Mechanismen: Das erste Gefühl nach der Realisierung der Gefahr ist die erwähnte Todesangst. Angst jedoch produziert so wie auch Schmerz körperliche Begleitreaktionen, die hier kontraproduktiv wären. Daher berichten Menschen, die ähnlich lebensbedrohliche Situationen überstanden haben, sie hätten die Angst innerhalb des dramatischen Momentes nicht wahrgenommen, sondern plötzlich »irgendwie neben sich gestanden« und »automatisch« das Richtige getan. Die Angst wurde also blitzschnell vom Rest der Person abgespalten. Ein solches Abspaltungsmanöver, auch Dissoziation genannt, dient dem unmittelbaren Schutz und der Bewältigung dieser Situation. Hätten Sie Ihre Angst behalten, wären Sie vielleicht sogar wegen Ihrer wegsackenden Beine vor das Auto gestürzt! Der Angst folgt immer ein weiteres Gefühl, nämlich Kampf- beziehungsweise Fluchtbereitschaft oder aber ein völliges Erstarren, womit wiederum entsprechende biologische Körperreaktionen einhergehen. Im obigen Beispiel war es nicht die (aggressive) Kampf- oder die Fluchtbereitschaft, sondern das völlige körperliche Erstarren, das letztlich Ihr Überleben ermöglicht hat. Diese blitzschnelle Kette unbewusster Reaktionen ist die Folge der Aktivierung Ihrer Selbst*rettung*ssysteme, ermöglicht situativ optimal das Überleben und ist somit eine ausgesprochen kluge, sinnvolle, unbewusste Strategie. Ist das

Ereignis überstanden, kommt im Normalfall das Erleben der Angst ganz plötzlich zurück: Im Moment des Bewusstwerdens kommt das Zusammenbrechen, kommen Schweißausbrüche und weitere körperliche Angstreaktionen, die Schwäche überwältigt Sie. Wenn jetzt die Knie wegsacken, ist das gefahrlos – Sie brauchen einen Moment, um sich klarzumachen, dass alles überstanden ist und Sie überlebt haben. Indem Sie nun Ihre zum Schutz abgespaltene Angst zurückgeholt, also assoziiert haben, sind Sie wieder »in sich und vollständig«. Die Rückverbindung mit Ihrer Angst ist der Selbst*heilung*stendenz geschuldet: Sie werden in Zukunft in Erinnerung an dieses Ereignis rechtzeitig vor dem Überqueren einer Straße von einem leichten Angstgefühl zur Vorsicht gemahnt. Somit haben Sie die traumatische Situation ohne Folgeprobleme bewältigt und zu einer guten, für die Zukunft schützenden Lernerfahrung verwandelt.

Ganz anders sieht es aus, wenn die Selbst*heilung*sreaktion ausbleibt, also nach dem überlebten Ereignis Ihre Angst abgespalten bleibt und sogar ins Unbewusste verdrängt wird – aus Gründen, die mit dem Ereignis meist gar nichts zu tun haben. Dann bleibt sie dort als unbewusster Angstanteil, eingefroren im schrecklichen Erleben des Ereignisses. Da jedoch real alles überstanden ist und keine Lebensgefahr mehr besteht, will das Unbewusste, das die gesunde Rück-Assoziation und somit Ihre psychische Vollständigkeit anstrebt, Sie in Zukunft mit dieser Angst konfrontieren. So können Sie bei völlig harmlosen, ungefährlichen Straßenüberquerungen unerklärliche Angstsymptome verspüren. Man bezeichnet solche eigentlich völlig harmlosen Auslöse-Situationen auch als »Trigger«. Reagieren Sie immer wieder in gleicher Weise auf diese Situationen, kann sich daraus sogar eine immer größere Straßenphobie entwickeln, der Sie rational nicht beikommen können. Bedenken Sie: Es gab eine nun verdrängte Todesangsterfahrung, die Existenz dieses Angstanteils ist daher nicht mehr bewusst. Die zur Gesundheit nötige, funktionale Kooperation von Körper, Bewusstsein, Unbewusstem und Ichfunktion ist seither gestört und muss wiederhergestellt werden, sei es in einer spontan gesunden Reaktion wie oben beschrieben oder aber auch in einem therapeutischen Aufarbeiten des Problems. Im Moment der echten Gefahr ist es äußerst sinnvoll und erfolgreich, die Selbstrettungssysteme zu aktivieren. Dieser Erfolg jedoch aktiviert im Gehirn unser Belohnungssystem und verlangt nach Wiederholungserfahrungen, denn es gilt ja, Schmerz oder gar Tod zu vermeiden. Wenn sich also aufgrund einer unvollständigen Verarbeitung ein entsetzensstarrer Persönlichkeitsanteil gebildet hat, wird dieser bei geringster Gefahr wie einer harmlosen Straße auf sein einmal erlebtes Erfolgsprogramm zur Schadensvermeidung zurückgreifen. Zum Selbstschutz erstürmt dann der Angstanteil den Sitz des Bewusstseins und bestimmt das ganze Geschehen, die Reaktionen und das Erleben. In diesem Fall ist das aktivierte Selbstrettungsprogramm situativ jedoch nicht mehr angebracht und steht nun im Widerspruch zu Ihrer gesunden Selbstheilungstendenz, die die beschriebene gesunde Verarbeitung des Ereignisses anstrebt.

Kurzum: Jegliche Selbstrettungsmanöver entsprechen einer schnellen Bewältigungsstrategie zur unmittelbaren Beruhigung angetriggerter, aufgewühlter Gefühle. Sie kompensieren das aktuelle Erleben, stellen aber keine dauerhafte Lösung dar, sondern verhindern im ständigen Wiederholen des Soforterfolgs sogar die Heilung. Die fortbestehende Symptomatik hat nun also einen Hinweischarakter erhalten: Sie will zeigen, dass ein auf einer tieferen Ebene noch ungelöstes Problem vorliegt. Dabei enthält sie symbolische Hinweise, oft sogar auf die Ursachen, die die sofortige gesunde Verarbeitung des Traumas oder Konfliktes verhindert hatten. In den Vordergrund getreten ist also ein Konflikt zwischen dem Erfolgsmodell der Selbstrettung und der zukunftsbezogenen Selbstheilung: kurzfristige Entlastung oder langfristige Gesundung und Ganzheit.

Erinnern Sie sich bitte an mein Beispiel des Klappehalters: Gebärdet sich der Chef autoritär, fühlen Sie sich schlecht. Einfach die Klappe zu halten gibt sofortige Entlastung: Es ist jedes Mal ein Erfolgsgefühl der Vermeidung negativer Konsequenzen. Das unmittelbar gute Gefühl hat sich bewährt und gibt rasche Sicherheit. Im Fall des angststarren Anteils geht es sogar jedes Mal um Leben und Tod! Da Selbstrettungssysteme auf ebendiese Sicherheit bedacht sind, lassen sie eine andere Strategie nur dann zu, wenn diese überzeugend zu besserem Erfolg führt. So entstehen Widerstände oder Ambivalenzen gegen Heilung und Erfolg, was wiederum ungute Gefühle gegenüber sich selbst erzeugt: die Schuld bei sich selbst suchen, Versagergefühle, womöglich sogar

Wut gegenüber sich oder Ihrem Unbewussten, denn daher stammen ja all diese unerklärlichen Dinge. Nun können Sie jedoch verstehen, dass Ihre Selbstrettungsmanöver, seien sie in einer Trauma- oder Konfliktsituation entstanden, in guter Absicht Ihre Sicherheit herbeiführen wollen: als segensreiche, natürliche, sinnvolle und kluge Akutstrategien. Ihre Symptome und Erkrankungen sind die daraus resultierenden, bisher bewährtesten Regulationsversuche. Bitte haben Sie Respekt und Dankbarkeit dafür!

Das Dilemma ist nur, dass diese Strategien nichts dauerhaft lösen. Wichtig ist also, sie als wertvolle Hinweise für zeitgemäßere, echte Lösungen zu betrachten. Beruhigen darf Sie dabei, dass das Wissen, die Weisheit und Lösungskreativität zu den besseren, lösenden Lösungen in Ihrem Unbewussten bereits vorliegen! Es kennt den kompletten Werkzeugkasten Ihrer Bewältigungswerkzeuge, der nur darauf wartet, von Ihnen gefunden und benutzt zu werden!

Und damit Ihr Werkzeugkasten auch ausreichend gefüllt ist mit theoretischem Wissen über Sie und das Funktionieren Ihrer Psyche, möchte ich Sie in den nächsten beiden Kapiteln mit den Grundlagen der Arbeit mit inneren Bildern vertraut machen. Indem Sie all diese Zusammenhänge verstehen, gehen Sie bereits den nächsten Schritt in die richtige Richtung. Dafür dürfen Sie sich aufrichtig loben und gespannt sein, wie Sie die weiteren Erkenntnisse in diesem Buch zu Ihrer Gesundung und »Ganzheit« nutzen können!

Die Entstehung innerer Bilder: Landschaften, Gestalten, Symbole

Der Mensch erschließt sich die Umwelt über sinnliche Wahrnehmungen. Bereits im Mutterleib tastet, sieht, hört der Embryo, ja er schmeckt sogar aus dem Fruchtwasser die Essensvorlieben seiner Mutter. Die aufgenommenen Reize werden in den zuständigen Hirnrealen als Hör-, Tast- oder Geschmacksbilder etc. gespeichert: charakteristische neuronale Muster, auf die fortan zugegriffen werden kann. Verknüpfen sich diese Bilder mit bestimmten Emotionen, bekommen sie in der Bewertung eine höhere Wichtigkeit: Feuer zu berühren erzeugt Schmerz, was in Zukunft vermieden werden muss. Die Erfahrung ist ab sofort eine Matrix im Gehirn, die als Vergleichsbasis für spätere Situationen dient. Zukünftig wird schon der Gedanke, erneut in Feuer zu fassen, ein körperliches und emotionales neuronales Erinnerungsbild entstehen lassen, das sich aus dieser Matrix speist und einen Vermeidungsimpuls erzeugt. Hierbei werden, auch wenn sich alles nur in der Vorstellung abspielt, die gleichen Hirnbereiche aktiviert wie bei der erneuten realen Handlung. Der Neurobiologe Prof. Dr. Gerald Hüther beschreibt diese Zusammenhänge wunderbar anschaulich in seinem Buch *Die Macht der inneren Bilder* (siehe Literaturliste). Das Gehirn entwickelt von Anfang an ein unendlich verzweigtes Netzwerk zur Informationsweitergabe, in das die neuen Informationen stetig einfließen und mit den bereits vorhandenen verglichen werden. Ob die neuen Informationen das alte Bild festigen oder sogar dazu dienen, ein altes Bild zu überschreiben, hängt davon ab, inwieweit sich dadurch negative Empfindungen besser vermeiden oder positive besser herbeiführen lassen.

Grundlage für diese neuronalen Bilder sind jedoch nicht nur die gemachten biografischen Erfahrungen. Es gibt bereits durch Jahrtausende gereifte kollektive Urbilder, die als archetypische Matrix im Unbewussten vorliegen. Dies betrifft einerseits körperliche Aspekte wie zum Beispiel den Bauplan des Organismus mit seinen Organ-, Gewebe- und Zellstrukturen und Funktionen. Aber auch für entwicklungs- und sozialpsychologische Aspekte gibt es, wie bereits im Kapitel über Persönlichkeitsanteile erwähnt, solche Vorlagen. Viele davon sind kulturübergreifend universell, mitunter entstanden auch kulturell geprägte Unterschiede, sofern sie über viele Generationen tradiert wurden. Allen gemeinsam ist, dass diese archetypischen Vorlagen sinnvolle, lebens- und überlebenssichernde Basisinformationen vermitteln. Das lächelnde Baby weiß aufgrund seiner unbewussten, angeborenen Bilder im Gehirn, dass sein Lächeln positive Reaktionen bei der Mutter hervorruft, die Bindung zu ihr festigt und ihm dadurch die überlebenswichtige körperliche und emotionale Nähe sichert. Reagiert die Mutter erwartungsgemäß, macht das Baby eine gesunde, natürliche Erfahrung und wird in seiner Entwicklung diesbezüglich nicht verstört. Antwortet die Mutter jedoch unerwartet ablehnend oder gar nicht, wird das Baby zutiefst verunsichert, da das Gehirn im Vergleich mit dem Erwartungsbild eine Soll-Ist-Diskrepanz registriert. Wiederholt sich diese Erfahrung, begründet das einen schweren Konflikt. Das Baby muss Anpassungsstrategien entwickeln, die bestmöglich wieder ein Gefühl von Sicherheit vermitteln. Dazu wird es wachsam zu erspüren versuchen, was die Mutter zu dem gewünschten Verhalten bewegt. Babys, Kinder generell, sind gezwungenermaßen Meister der Anpassung: Für die Bindungssicherheit ihrer Bezugspersonen machen sie alles mit! Das obige Baby hat die Erfahrung gemacht, dass etwas Richtiges, Natürliches (Lächeln, Bindungssuche) eine schmerzliche Konsequenz erzeugt. Ein neuronales Muster im Gehirn speichert diese Erfahrung als Ist-Bild. Aus der Verstörung heraus müssen jetzt neue innere Bilder als Reaktionsmuster entwickelt werden, um sich unter den unnatürlichen Rahmenbedingungen bestmöglich zu schützen. Das Urbild (Anlächeln stärkt Bindung) dient dem Baby fortan nicht mehr als handlungsbestimmendes Muster, bleibt jedoch im unbewussten Wissen erhalten. Nur Erfahrungsbilder können im Laufe des Lebens aktualisiert, also überschrieben oder sogar vollständig gelöscht werden.

Innere Bilder sind folglich an alle sinnlichen Wahrnehmungen geknüpfte Gefühlsbilder (siehe die erste VAKOG-Übung), die auf der Basis angeborener Musterbilder im Gehirn aufbauen. Diese werden durch die biografischen Erfahrungen entweder bestätigt oder als alternative Anpassungsbilder zusätzlich neu angelegt. Was bedeutet dieses Bild für mich? Tut es weh oder schafft es positive Gefühle? Diese Fragen stellt das Gehirn – die Bilder durchlaufen also quasi über die Vernetzung mit unterschiedlichen Zentren im Gehirn innere Bewertungsfilter, wodurch sie ihre emotionale Wichtigkeit erhalten. Bei der hypnotherapeutischen Arbeit mit inneren Bildern gilt daher: Alle Landschaften, Gestalten und Symbole haben eine ganz individuelle Bedeutung. Es hat sich jedoch gezeigt, dass gewisse archetypische Strukturen bei vielen Menschen eine ähnliche Symbolik aufweisen. Ein sicherer Innerer Ort zum Beispiel wird oft in der Natur visualisiert, da der Mensch ihr entstammt, sie von sich aus keine negativen Absichten hegt und intuitiv Wohlgefühle vermittelt. Ob es aber eine Oase, Insel oder Waldlichtung ist, hängt unter anderem von kulturellen Einflüssen ab. Allerdings kann eine erlebte Naturkatastrophe im eigenen Bewertungssystem ein vom Urbild abweichendes Erfahrungsbild begründet haben: Die Natur selbst, vielleicht auch ein ihr innewohnender Geist oder eine höhere Macht, wird fortan in den inneren Bildern feindlich erscheinen – mit meterhohen angriffslustigen Wellen, finsterstem Wald oder ähnlicher Symbolik.

So können jegliche Erfahrungen die Bilder in Ihrer inneren Landschaft beeinflussen. Haben Sie mit Menschen schlechte Erfahrungen gemacht, erscheint ein weiser Anteil womöglich als Tier, Baum oder Licht. Das vermittelt mehr Vertrauenswürdigkeit. Mussten Sie sich, ähnlich wie das erwähnte Baby, an unnatürliche Rahmenbedingungen anpassen oder gar völlig von sich selbst entfremden, könnte es auch sein, dass Sie etwas Wundervolles wie eine Innere Weisheit für unvorstellbar halten. Dann taucht zunächst keine symbolische Gestalt auf – zumindest so lange nicht, bis Sie die erfahrungsbedingten Blickvernebler, Zweifler, Saboteure und sonstige Erfolgsverhinderer erkannt und aufgelöst haben – dazu später mehr.

Zusammengefasst gibt es also keinen Standard, den Sie in Ihrer inneren Welt erwarten dürfen. Orte, Gestalten und Symbole basieren auf den angeborenen Urbildern, ergänzt um Ihre erfahrungsbedingte, individuelle Ausgestaltung.

Wie können Sie die inneren Bilder Ihrer Seelenlandschaft nun für sich persönlich deuten?

Dazu möchte ich statt einer Erklärung eine weitere Frage an Sie richten: Wie würden Sie jemandem erklären, wie beispielsweise Angst aussieht? Sie würden gewiss zuerst versuchen, aus eigenen Erfahrungen damit Beschreibungen zu finden. Sicher kämen Sie rasch zu bildhaften Vergleichen: Die Knie sacken weg, das Herz rutscht in die Hose, ich fühle mich wie umzingelt, von Monstern gejagt; den Boden unter den Füßen verlieren, die Farbe weicht aus dem Gesicht; vielleicht erzählen Sie sogar zur Verdeutlichung eine ganze Geschichte.

Hätte Ihr Gegenüber noch keine Angsterfahrung, müssten Sie sich anstrengen, die für ihn verständlichsten Bilder, Vergleiche, Symbole oder Geschichten zu verwenden. Wäre er ein kinästhetischer Mensch, dessen Hauptsinn die Körperwahrnehmung ist, könnte er mit einem visuellen Bild (verfolgende Monster) weniger anfangen als mit dem Herzen, das in die Hose rutscht. Er kennt zwar das Gefühl der Angst nicht, weiß aber, dass sein Herz bei Freude immer kleine Hüpfer macht. Also kann er sich vorstellen, wie es sich anfühlt, wenn es in die Hose rutscht.

Versetzen Sie sich nun bitte in die Lage Ihres eigenen Unbewussten. Dieses will Ihrem Bewusstsein in vergleichbarer Weise etwas verdeutlichen und nutzt dabei Ihre wichtigsten Sinneskanäle, um symbolische Botschaften zu senden. Mitunter reicht ein einzelner Hinweis (zum Beispiel ein Symptom), manchmal muss auch eine ganze Symbolgeschichte (zum Beispiel im Traum) konstruiert werden, um das Wesentliche deutlich zu machen.

Es ist also wichtig, das Relevante des Symbols oder der Geschichte zu ergründen. Hinweise für die persönliche Relevanz finden Sie im jeweiligen Kontext und in Ihrer Intuition. Ein Beispiel kann das verdeutlichen: Im Kontext der Suche nach Ihrer Standfestigkeit könnte ein großer Felsbrocken aufgetaucht sein. Das Symbol ist unzweifelhaft und deutlich: Ein Fels in der Brandung ist unverrückbar und stark. Sie könnten ihn berühren, sogar in ihn hineingehen, um Standfestigkeit zu fühlen. Der gleiche Felsen könnte in einem anderen Kontext aber auch Ihr Weiterkommen auf Ihrem Lösungsweg verhindern. Dann wäre er ein Symbol für einen Erfolgsverhinderer, der Umgang mit diesem Felsen wäre folglich ein ganz anderer, denn Sie müssten herausfinden, seit wann und weshalb er da liegt, und ihn irgendwie aus dem Weg schaffen.

Sie erkennen an diesem einfachen Beispiel, dass universelle Symboldeutungen nicht hilfreich sind. Als grobe Deutungsrichtschnur gilt: Auf der Suche nach hilfreichen Ressourcensymbolen ist ein klares, unzweifelhaft positives Empfinden ein Indiz für das angeborene Urbild, die archetypische Ressource. Gibt es Anzeichen, dies zu bezweifeln, haben eigene Lebenserfahrungen das abweichende Bild begründet. Beschreiben Sie dann wortreich, was Sie irritiert, und Sie erhalten Hinweise auf Ihren ganz persönlichen Erfahrungszusammenhang.

Auch für den Symbolcharakter von Krankheitssymptomen ist dieses Vorgehen hilfreich: Finden Sie Attribute, Adjektive, Bilder, die Ihre Beschwerden so aussagekräftig wie möglich beschreiben. Es ist ein großer Unterschied, ob der Rücken in Ruhe oder in Bewegung mehr schmerzt. Anders ausgedrückt: Zwingt der Schmerz Sie, stehen zu bleiben, still zu halten, zur Ruhe zu kommen? Was gilt es zu erkennen, das Ihnen sonst entgeht? Oder sind Sie gezwungen, sich in Bewegung zu setzen? Ihre Lage, Ihre Haltung, Ihren Standpunkt zu verändern? Symptombeschreibungen geben wertvolle Hinweise in Richtung des psychodynamischen Zusammenhangs. Etwas liegt wie ein Stein im Magen (Gastritis, Magengeschwür – was können Sie nur schwer verdauen?) Was hat Ihr Herz aus dem Takt gebracht (Herzrhythmusstörung)? Was blockiert Sie (Wirbelsäulenblockade, Ischias)? Symptombeschreibungen, noch viel ausführlicher als in den Beispielen, sind sehr lohnend. Was hätten Sie sich als Ihr eigenes Unbewusstes dabei gedacht, exakt diese Art Symptomatik entstehen zu lassen? Und wie denken Sie über Ihre Erkrankung? Bewerten Sie Ihre Symptome als Strafe, Ihr Unbewusstes als feindlich, ist dies wieder ein Indiz, dass Sie eine Erfahrung gemacht haben, die Sie von Ihrer Natur entfremdet hat, denn Ihr Unbewusstes ist weder gut noch böse.

Seien Sie also bei Ihren Deutungsversuchen ein kritischer Beobachter Ihrer eigenen Bewertungen! Behalten Sie die wesentlichen Aspekte dieser theoretischen Kapitel im Hinterkopf. So haben Sie gute Voraussetzungen, Ihr Unbewusstes verstehen zu lernen.

Im letzten Kapitel des theoretischen Teils erfahren Sie noch konkreter, wie Sie mit den symbolischen Botschaften aus Ihrem Unbewussten umgehen können.

Regeln zur Arbeit in Ihren Seelenlandschaften

Nun kennen Sie fast alle wichtigen Grundlagen und es dauert nicht mehr lange bis zum praktischen Teil. Bevor Sie in die Kommunikation mit Ihrem Unbewussten, Ihren Inneren Anteilen und all den Symbolen einsteigen, möchte ich Sie noch mit einigen Besonderheiten und Regeln vertraut machen.

»Zauberwiese« ist ein Sammelbegriff für die Projektionsfläche Ihrer individuellen Seelenlandschaften: eine innere Parallelwelt, in der alle bedeutsamen eigenen Aspekte symbolisch repräsentiert sind. Es ist das Reich Ihrer unbegrenzten Möglichkeiten, in dem Alltagsbeschränkungen und physikalische Gesetze aufgehoben sind.

Unbewusstes Denken ist metaphorisch, also bildhaft: Sie kennen und wissen bereits aus Ihren Träumen, dass im richtigen Rahmen manches Unmögliche möglich wird. In Ihre Seelenlandschaften zu gehen heißt einzutauchen in ein Erleben, das für jeden Menschen bis etwa zum neunten Lebensjahr ganz normal ist: Bis zu diesem

Alter sind die Grenzen zwischen Fantasie und Wirklichkeit unscharf und fließend. Mit wachsender Reflexionsfähigkeit wird der kindliche Magier dann zum erwachsenen Realisten, wobei die vormals besessene Fähigkeit nicht verloren geht. Auch wenn Sie längst laufen können – Sie könnten definitiv wieder krabbeln, wenn Sie wollten, oder? Somit behält jeder Mensch die angeborene Fähigkeit, sich auf die fantastische, fantasievolle Ebene in sich zu begeben. Ob Ihnen das als Erwachsener eher leicht- oder schwerfällt, hängt also nicht von Veranlagung oder Fähigkeit ab, sondern vielmehr von den Erfahrungen, die Sie im Leben mit dem Zugang zu sich selbst, Ihren Gefühlen und Ihrer Fantasie gemacht haben.

»Du bist okay, sei so, wie du bist! Du hast alles in dir, was du brauchst, um *deinen* Weg zu gehen – wir (Eltern, Familie, Freunde etc.) helfen dir dabei!« Solche Botschaften bestätigten Sie darin, sich selbst zu vertrauen. So konnten Sie sich auch den Zugang zu den tieferen Ebenen, Ihren Gefühlen und Ihrer Fantasie bewahren.

Ganz anders verhält es sich, wenn die Botschaft aber lautete: »Du bist *nicht* okay, sei *nicht* so, wie du bist! Sei so, wie wir (Eltern, Familie, Freunde etc.) dich haben wollen oder brauchen!« Solche Botschaften sind häufig, werden meist nur indirekt oder nonverbal und öfter aus Unvermögen als aus böser Absicht vermittelt. Einige einfache Beispiele dafür:

»Du bist ein Junge, stell dich nicht so an!«

»Du und deine ewigen Träumereien. Komm mal in der Realität an!«

»Das sind doch nur Spinnereien! Das wirkliche Leben sieht anders aus!«

Kennen Sie solche Sätze? Das sind noch recht harmlose Botschaften, dennoch stellen sie Ihre natürlichen, kindlichen, fantasie- oder gefühlvollen Reaktionen infrage. Kinder erleben das immer so: »Nur, wenn du machst, was ich von dir verlange, bist du okay für mich. Sonst nicht!« Der eigenen Natur zu folgen erzeugte also gleichzeitig Gefühle von Ablehnung und Schlimmeres. Daher haben Sie womöglich zum Selbstschutz die Tür in Ihre natürliche, gefühlvolle und fantastische Innenwelt zugesperrt. Denn wenn diejenigen, von denen Sie als Kind abhängig waren, Ihnen einen solchen Rahmen gesetzt haben, mussten Sie aus zwei Gründen mitspielen: Erstens, weil Sie alleine nicht überleben konnten – bei existenzieller Abhängigkeit gelten die Regeln der Versorger, egal wie sinnvoll oder unsinnig diese sein mögen! Zweitens enthielt Ihr Werkzeugkasten noch keine reiferen Bewältigungsstrategien. Also war die bestmögliche kindliche Strategie Anpassung – unter Umständen auch an den größten Unsinn!

Ein solcher Unsinn könnte im Falle des Zugangs zur Zauberwiese lauten: »Fantasie habe ich nicht!« Oder: »Ich bin eher ein Kopfmensch!« Doch glauben Sie mir: Sie haben Fantasie und sind wie alle Menschen ausgestattet mit Kopf, Herz und Bauch! Sollten Sie jedoch zu jenen gehören, die nicht ohne Schwierigkeiten in die bunte Welt ihrer reichhaltigen Seelenlandschaften eintauchen können, gibt es mit Sicherheit einen wohlwollenden Wächter vor der Tür! Der früher verhindert hat, dass Sie sich ständig abgelehnt fühlen, mindestens das. Und erinnern Sie sich, ein Anteil hat nur eine Kompetenz: Dieser Wächter kann nichts anderes! Die Tür zugemacht und seither zugehalten zu haben war die beste Schutzstrategie gegen schmerzvolle Gefühle. Er hat seither noch nicht mitbekommen, dass Sie jetzt älter, reifer, klüger, erwachsener und damit unabhängig und selbstverantwortlich geworden sind: Sie können inzwischen Ihre eigenen Regeln bestimmen! Es ist also nicht etwa albern oder kindisch, sondern ein Zeichen Ihrer Reife und Ihres Erwachsenseins, sich den Weg in Ihre Fantasie wieder zu erlauben!

Im praktischen Teil werden Sie erfahren, wie Sie mit Ihrem Wächter umgehen können, damit er Ihnen den Zugang gewährt – damit auch Sie zurückfinden zu Ihren angeborenen Ressourcen.

Im Übrigen kann es bei der Symbolarbeit jederzeit geschehen, dass Ihnen ein Weiterkommen verwehrt wird, auch bei lebendiger Fantasie. Wenn Sie sich brisanten Themen nähern, kann aus wichtigen Gründen ein Bild verschwinden, Nebel aufkommen oder die Konzentration versagen. Diesen Erfolgsverhinderern widme ich ein eigenes Kapitel (siehe Seite 136).

Erfahren Sie nun die grundlegenden Regeln in Ihren Seelenlandschaften:
Regel eins: Gehen Sie ganz erwartungsfrei in die Übungen und lassen Sie sich überraschen!
Sie wissen bereits um Entstehung und individuelle Bedeutung innerer Bilder, nehmen Sie diese also bitte

bewertungsfrei an. Sie dürfen jedoch hinterfragen, ob das Bild eher ein Urprinzip oder Ihre Erfahrungen widerzuspiegeln scheint. Da Sie die Attribute des Prinzips dahinter durch Ihre unbewusste Matrix kennen, können Sie bereits in der Erscheinungsform Hinweise auf erfahrungsbedingte Aspekte erkennen: Eine hämisch grinsende Gestalt entspricht ebenso wenig dem Archetypen »Innerer Freund« wie ein mit Ihnen um die Wette heulender. Bedenken Sie in einem solchen Fall

Regel zwei: Persönlichkeitsanteile zeichnen sich durch drei Dinge aus: Alle haben *eine eigene Entstehungsgeschichte* (archetypisch oder erfahrungsbedingt), *eine gute Absicht* und *eine ganz eigene Strategie,* mit der sie ihre Absicht verfolgen.

Für Landschaften und Symbole gilt Vergleichbares. Es ist also wichtig, diese Dinge in Erfahrung zu bringen. Hierzu müssen Sie eine Kommunikation aufbauen – und zwar nicht nur mit menschlichen, tierischen, pflanzlichen oder märchenhaften Gestalten, sondern auch mit symbolischen Gegenständen und sogar der ganzen Landschaft. Dies führt zur Kommunikationsregel

Regel drei: Nicht flüchten, nicht bekämpfen, sondern verhandeln!

Bei der Kommunikation können durchaus Schwierigkeiten auftreten: Anteile, die nicht mit Ihnen reden oder Sie sogar angreifen wollen (zum Beispiel ein Selbstaggressions-Teil oder ein Zweifel, der Sie auffressen will). Auch kann es bei der Kontaktaufnahme zur spontanen Identifikation mit dem auftauchenden Anteil kommen. Hier gilt: Ruhe und Geduld bewahren, das Geschehen akzeptieren und zur besseren Reflexion auf Abstand gehen, also wieder die Beobachterposition einnehmen. Auch wenn Sie erschrocken, ungeduldig oder genervt sein sollten, machen Sie sich wiederholt bewusst: Es gibt immer einen Sinn dahinter! Daher sollten Sie dem vordergründig abweisenden, angriffslustigen oder vereinnahmenden Gesprächspartner respektvoll begegnen. Drücken Sie Ihren Dank aus, auch wenn Sie die gute Absicht noch nicht erkennen. Sie werden verschiedene Möglichkeiten kennenlernen, um solche Kommunikationsschwierigkeiten zu überwinden und den Sinn dahinter herauszufinden. Erfahrungsgemäß werden Sie erfolgreich sein, wenn Sie diese Regeln einhalten und es Ihnen gelingt, Ihren Kommunikationspartnern aus sicherem Abstand mit Geduld und Aufrichtigkeit zu begegnen.

Wenn jedoch trotz aller aufrichtigen Bemühungen Verhandeln allein nichts bewirkt, gibt es eine letzte erfolgversprechende Maßnahme:

Regel vier: Wenn nichts hilft, zaubern Sie!

Die Seelenlandschaft ist das magische Reich unbegrenzter Möglichkeiten, in dem die Gesetze der Alltagsrealität aufgehoben sind.

An dieser Stelle möchte ich Sie zu einem kleinen philosophischen Ausflug einladen: Was ist eigentlich Realität? Die Wissenschaft hat klare Definitionen bezüglich *objektiver Realität*, hierzu zählen zum Beispiel Erkennbarkeit und Messbarkeit.

Subjektive Realität ist viel weiter gefasst als »Gegenstand des individuellen Bewusstseins«. Selbst was Sie hier gerade lesen, ist das Ergebnis der Reizaufnahme und Reizverarbeitung in Ihrem Gehirn, also Ihre subjektive Realität. Die Buchstaben sind für alle Leser objektiv messbar die gleichen, aber jeder liest sie womöglich unterschiedlich, ganz zu schweigen von der Bewertung des Gelesenen.

Vom Fliegen zu träumen entspricht keiner objektiv messbaren Realität, jedoch fühlt sich das Erleben im Traum außerordentlich real an. Hirnforscher haben herausgefunden, dass emotional aufgeladenes, intensives sinnliches Erleben einer Vorstellung die gleichen neuronalen Muster im Gehirn aktiviert wie die entsprechende alltagsreale Handlung. Probieren Sie es doch aus: Stellen Sie sich bitte lebhaft vor, wie Sie in eine Zitronenscheibe beißen. Ihre Nase nimmt den Duft wahr, wenn Sie die Zitrone an den Mund führen. Fühlen Sie Ihre Zähne auf dem Fruchtfleisch, beißen Sie zu. Saugen Sie intensiv und genüsslich daran, spüren Sie den sauren Saft über Ihre Zunge fließen, schlucken Sie ihn!

Nun, wenn Sie diese kleine Übung mit intensiver, sinnlicher Wahrnehmung durchgeführt haben, hat sich Ihr Speichelfluss vermehrt – Ihnen ist das Wasser im Munde zusammengelaufen. Was war real? Die Zitrone war nicht real im Sinne von objektivierbarer Realität, wohl aber Ihre Reaktion auf die Vorstellung, denn den Speichelfluss kann man messen.

Diese Fähigkeit des Gehirns macht sich Regel vier zunutze. Indem Sie eine auftauchende Schwierigkeit in vergleichbar intensivem, sinnlichem Erleben durch Zaubern überwinden, erwirken Sie eine erlebbare Veränderung, zunächst natürlich in der Realität Ihrer Vorstellung. Bestenfalls gelangen Sie dabei zu einer Lösung und den damit verbundenen Gefühlen. »Was wäre, wenn ...« befreit Sie von den Beschränkungen Ihrer bisherigen Lösungsversuche. Die entstehenden Emotionen beim kreativen Überwinden von Hindernissen werden im verzweigten Netzwerk Ihrer Neuronen als subjektive Wirklichkeit verarbeitet. Da das Gehirn nach dem Prinzip »Schmerz vermeiden, Lustgewinn steigern« arbeitet, kann so eine regelrechte Konditionierung auf das erwünschte Ziel hin erfolgen.

Beim »Heilen des Inneren Kindes« wird beispielsweise häufig mit solch magischen Techniken gearbeitet, selbst im Rahmen konventioneller Psychotherapie. In einer Altersregression erleben Sie sich dabei als erwachsener Begleiter des Kindes, das Sie selbst gewesen sind. Sie sind also plötzlich zwei und lösen das Raum-Zeit-Kontinuum auf, indem Ihr heutiges Ich zurück in eine belastende Lebenssituation geht, um dort als Helfer und Fürsprecher für Ihren kindlichen Anteil zu agieren. Sie tun jetzt das, was damals, als es nötig war, keiner für Sie getan hat. So können Sie ein Inneres Kind vor dem schlagenden Vater schützen, den Vater zur Rechenschaft ziehen und damit die Verhältnisse wieder geraderücken.

Die Realisten unter Ihnen mögen sagen, dass doch nicht mehr zu ändern sei, was geschehen ist. Richtig, aber bedenken Sie bitte: Da diese Realität längst vorbei ist, müsste sie auch nicht mehr belastend für Sie sein, oder? Dass sie es doch ist, liegt an den damit verbundenen, fortlebenden kindlichen Gefühlen – nur diese zählen als subjektive Realität für Sie noch heute. Der leidende kindliche Teil ist noch da, genau so, wie er sich damals gefühlt hat. Indem Sie als magischer Retter aus der Zukunft erscheinen, ändern Sie nicht, was war, sondern was daraus bis heute geworden und geblieben ist. Sie stellen dem Kind von damals Ihre jetzigen, erwachsenen Ressourcen an die Seite und verarbeiten dies als subjektive Wirklichkeit. Was am Ende zählt, ist die gefühlsechte, ergebnisorientierte Verarbeitung der magischen Erlebnisse in Ihrer Vorstellung zu einer alltagsrealen Veränderung zum Positiven.

Somit möchte ich Sie ermuntern, zu zaubern, was das Zeug hält! Fliegen Sie, werden Sie winzig klein oder riesig groß, reden Sie mit Tieren, schwingen Sie einen imaginären Zauberstab, atmen Sie unter Wasser, wandern Sie durch die Welten und holen Sie sich womöglich sogar Hilfe von fernen Planeten! Ver-rücken Sie Ihre Realität, im Wissen und Vertrauen darauf, dass Ihr unendlich kluges Gehirn all diese verrückten Erfahrungen richtig einzuordnen weiß!

TEIL 2:

PRAKTISCHE ANLEITUNGEN

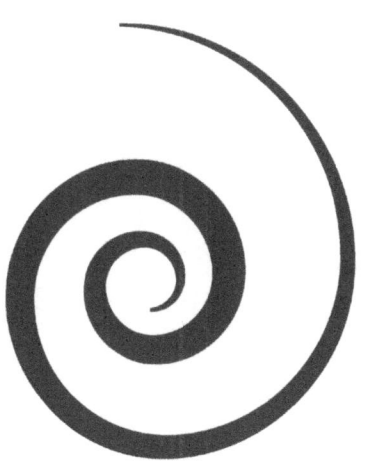

Im praktischen Teil möchte ich Sie in Ihre persönlichen Seelenlandschaften begleiten. Zunächst führe ich Sie dabei zu alten Bekannten, selbst wenn Sie ihnen bewusst noch nicht begegnet sind. Wir werden auf Ressourcensammlung gehen: Sie werden hilfreiche archetypische Orte, Anteile und Gegenstände kennen- und mit ihnen kommunizieren lernen. Ich beschränke mich auf einige wesentliche, aber da Sie das Vorgehen durch die Übungen verstehen lernen, können Sie Ihre Sammlung eigenständig ergänzen. Eine Auflistung häufiger Archetypen am Ende des Ressourcenteils kann Ihnen hierzu Anregungen geben. Bei Symbolgestalten spreche ich aus Gründen einfacherer Formulierung in der männlichen Form, ich bitte alle Leserinnen um Verzeihung. Natürlich können es auch weibliche oder ungeschlechtliche Gestalten sein, selbst spätere Geschlechtswechsel kommen vor.

Machen Sie sich bei den Übungen bitte keinen Druck. Vorhanden sind Ihre Ressourcen auf jeden Fall, das wissen Sie ja bereits. Sehr wahrscheinlich kennen Sie sogar einige als Gedankenstimmen, die in schwierigen Zeiten oder Situationen besonderer Entscheidungen versucht haben, Ihnen Mut zuzusprechen, Trost zu spenden oder die richtige Richtung zu zeigen. Sollten Sie jedoch jetzt bei Ihrer vorsätzlichen Suche durch das Wirken von Erfolgsverhinderern blockiert werden, zu Beginn oder auch später erst, unterbrechen Sie und lesen Sie das Kapitel

»Verbieter, Saboteure und Widerständler: die Erfolgsverhinderer« (siehe Seite 136). Hier erkläre ich unterschiedliche blockierende Anteile. Deren wichtige, bisher nicht
berücksichtigte Anliegen müssen Sie verstehen lernen,
um in eine konstruktive Kommunikation mit ihnen eintreten zu können. Erst, wenn diese Verbieter, Widerständler, Saboteure und Zweifler den Weg freigeben, können
Sie dorthin zurückkehren, wo Sie unterbrochen hatten.
Mitunter haben Sie dann bereits durch die konstruktive
Auseinandersetzung mit den Erfolgsverhinderern einige
wichtige Ressourcen aktiviert, indem es Ihnen gelungen
ist, sie auf die richtige Seite zurückzuholen.

Wenn Sie eine ausreichende Anzahl hilfreicher Ressourcen haben, können Sie sich im letzten Teil der
praktischen Anleitungen mit Ihren Problemanteilen auseinandersetzen. Ich werde an dieser Stelle nur einen Rahmen eröffnen, in welchem Sie durch Ihre eigenen Helfer
beraten und zur individuell bestmöglichen Lösung Ihrer
Problemaspekte geführt werden. Dies ist im besten Sinne
selbstorganisatorisch, mein Vertrauen in Ihre eigene
Kompetenz ist immens!

Bevor wir allerdings nun mit der Ressourcensammlung
starten, werden Sie eine wichtige Master-Übung durchführen.

Voraussetzung für die Übungen: Bitten Sie Ihr Unbewusstes um Sicherheit und Unterstützung

Liebe Leser, ich kann nicht wissen, ob Sie, da Sie dieses Buch in Ihren Händen halten, mit eher harmlosen Themen oder gar schwerwiegenden Traumatisierungen belastet sind. Mit diesen Worten wende ich mich vor allem an jene Menschen und deren Unbewusstes, die sehr leidvolle, vielleicht lebensbedrohliche Erfahrungen machen mussten.

Aus den vorausgegangenen Kapiteln ist Ihnen deutlich geworden, dass Ihr Unbewusstes Sie sehr gut kennt. Es weiß, was im Verborgenen liegt, und kennt die Gründe, weswegen es dort, noch unerkannt von Ihrem Bewusstsein, verwahrt wird. Die Abspaltung schmerzvoller Gefühle und deren Verdrängung hat Ihnen womöglich einmal das Leben gerettet und somit ein körperliches und seelisches Weiterleben ermöglicht. Vorausgesetzt, Sie sind nicht fortbestehenden Traumatisierungen ausgesetzt, hat diese bisherige Bewältigungsstrategie gut gegriffen, denn in Ihrem Weiterleben haben Sie die Sicherheit: Es ist überstanden! Das Unbewusste weiß dies ja auch und versucht vielleicht schon lange, Ihre Traumatisierung aufzulösen, Ihre abgespaltenen Anteile wieder mit Ihnen zu verbinden und Sie damit wieder »ganz« zu machen. Dies produziert oft all die unerfreulichen Symptome, über die auf das Problem aufmerksam gemacht werden soll, deren Hintergrund Sie aber wahrscheinlich durch die Verdrängung bisher nicht verstehen konnten.

Mit Selbsthypnoseübungen öffnen wir jedoch die Tür ins Unbewusste. Erinnern Sie sich: Das Unbewusste selbst ist weder gut noch böse, es ist vielmehr wie ein Meer, in dem alle Ressourcen zu finden sind, in dem aber durch verdrängte Anteile »Haie« schwimmen können: Gefühlsanteile oder Bilder, Gestalten oder Symbole, die ängstigen können, vielleicht angreifen wollen oder anderweitig unangenehmes Erleben bescheren.

Damit Sie sich nicht plötzlich und unerwartet mit solchen »Haien« konfrontiert sehen, gibt es einige wichtige Dinge zu beachten: Die Übungen dieses Buches ersetzen keinesfalls eine professionelle Hypnotherapie! Sie sind dazu gedacht, Sie an Ihre Ressourcen zu führen und Ihnen Perspektiven zu eröffnen, dass Lösungen, auch schlimmster Probleme, möglich sind. **Wenn Sie sich dennoch und trotz aller Sicherheitsmaßnahmen bei einer Übung unwohl fühlen, brechen Sie sie unbedingt ab!** Ein solches Signal sollten Sie zum Anlass nehmen, einen selbstorganisatorischen Hypnotherapeuten aufzusuchen. Am Buchende finden Sie eine Internetadresse, über die Sie einen qualifizierten Behandler in Ihrer Nähe finden können. Entscheiden Sie achtsam, welche der Übungen Sie weiterhin versuchen möchten. Wiederholen Sie gegebenenfalls die untenstehende Master-Übung vor jeder weiteren. Achten Sie aufmerksam auf erneute Gefühle von Unwohlsein. Wahrscheinlich wird es jedoch einige Übungen geben, die Sie auf diese Weise getrost und mit guter Empfindung durchführen können.

Um das Risiko einer unangenehmen Erfahrung während der Übungen zu minimieren, gibt es zunächst also eine Master-Übung. Ich möchte Sie und Ihr Unbewusstes bitten, die Inhalte der folgenden Übung unbedingt und gewissenhaft zu verinnerlichen.

MASTER-ÜBUNG

Nimm eine entspannte Haltung ein … Schließe die Augen oder schaue entspannt auf einen Punkt schräg vor dir am Boden … Löse wie immer zunächst den Anker für deine Zielvisualisierung aus, jetzt … Du sprichst gleich dein eigenes Unbewusstes an. Mache dir klar: Dein Unbewusstes war immer schon an deinem innersten Wohl interessiert. Es hat immer schon gut für dich gesorgt, für dein bestes körperliches und seelisches Überleben. Es ist der unbestechliche Fürsprecher deines Lebens, deiner Natur und deines Wesens. Bitte es nun respektvoll in diesem Bewusstsein: »Unbewusstes, bitte unterstütze mich … Sorge dafür, dass alles Wissen dieses Buches sich zu meinem Wohl zusammenfügt, in meinem eigenen Tempo und meiner eigenen Art und Weise … Unterstütze mich bitte dabei, hilfreiche, wohltuende und heilsame Anteile, Orte und Symbole in mir zu finden … Sorge dafür, dass leidvolle oder bedrohliche Anteile, Orte oder Symbole mir erst begegnen, wenn ich in der Lage bin, kontrolliert und konstruktiv mit ihnen umzugehen … Lass mich bitte unbedingt rechtzeitig, bevor irgendetwas emotional zu belastend werden könnte, spüren, dass ich eine Übung abbrechen soll … Bitte sorge dafür, dass alle Erkenntnisse und Erfahrungen aus diesem Buch meinem Wachstum und meiner Gesundung dienen.«

Danke nun deinem Unbewussten und beende mit ein paar tiefen Atemzügen diese Übung.

Der Startort Ihrer Trance: der sichere Innere Wohlfühlort

Haben Sie schon einmal eine Raubtierdressur im Zirkus erlebt und dabei beobachten können, wie Raubkatzen ihren eigenen Radius verteidigen? Dompteur oder Artgenosse dürfen bis auf eine bestimmte Entfernung näher kommen, aber wehe, diese virtuelle Linie wird überschritten. Drohgebärden und Scheinangriffe machen unmissverständlich klar: Das ist mein sicherer Raum, du gehörst hier nicht hinein, raus mit dir!

In diesem Kapitel möchte ich Sie einladen, den eigenen geschützten Raum in sich zu finden, in den niemand außer Ihnen gehört. Ein Ort, an dem alles dazu da ist, Ihnen ein wohliges Gefühl von Sicherheit zu vermitteln. Es kann, ganz real, das sicherste Versteck Ihrer Kindheit, ein verschwiegener Platz auf Ihrem Lieblingsspazierweg, eine geschützte Bucht im Urlaub sein oder aber der Ort entsteht in Ihrer Fantasie völlig neu. Welche Attribute kennzeichnen Ihren sicheren Wohlfühlort? Welchen Raubtier-Radius brauchen Sie, wenige Zentimeter oder gar mehrere Kilometer? Erlaubt ist, was Ihnen guttut.

In der Übung werden wieder alle Sinne angesprochen – sollten Sie kein Bild für diesen Ort kreieren können, ist es vielleicht eine Farbe, die Sie sicher umhüllt wie flauschige

Tücher, oder ein Klangraum, der Sie umgibt und alles ab-
wehrt, was nicht zu Ihnen vordringen darf.

Zunächst jedoch möchte ich Ihnen eine damals 14-jähri-
ge Patientin vorstellen, die ich wegen einer Magersucht
behandelte. Sie löste durch unsere Symbolarbeit in derart
fantastischer Weise ihr Problem, dass ich ihre heilsamen
Abenteuer einvernehmlich zu einer Erzählung verarbei-
tete. Ich gab ihr hierfür den Namen Fenja. In den hervor-
gehobenen Texten erfahren Sie, wie sie ihre jeweiligen
Zauberwiesenetappen gegangen ist. Diese kommentiere
ich nur wenig, lassen Sie sich einfach davon inspirieren.
Sie erleben so eine ganze Behandlung auf der Zauberwiese! Erfahren Sie also, wie meine junge Patientin alias
Fenja ihren sicheren Inneren Ort kennengelernt hat:

Sie hatte schon längst aufgehört, sich zu wundern, und
stapfte hinter dem Käfer her, der ja offenbar wusste, wo-
hin er flog. Bereits nach wenigen Schritten trat sie durch
eine Art Tor aus Zweigen auf eine kleine Lichtung. Und
schon geschah wieder etwas sehr Seltsames: Kaum hat-
te sie den Durchgang durchschritten, schlossen sich hin-
ter ihr die Zweige und bildeten eine undurchdringliche
Wand aus Buschwerk. Die Lichtung war eigentlich keine
richtige Lichtung, sondern glich einem kuppelförmigen
Raum von etwa vier Metern Höhe, rundum von hellgrü-
nem Laubwerk umhüllt. Der Boden war von samtigem,
weichem Gras und flauschig wirkenden Moosen be-
wachsen und die Berührung mit den zarten Pflanzen am
Boden schmeichelte ihren nackten Fußsohlen, als sie in

die Mitte der Kuppel trat. Durch die Zweige des Kuppeldaches schimmerte sanft und gedämpft das Sonnenlicht, alles wirkte wie mit Weichzeichner gemalt. Es gab eigentlich keinen Begriff, der ausdrückte, welch ein friedvolles, ja fast andächtiges, unglaublich geborgenes Gefühl sie an diesem Ort überkam. Als würde etwas lange Bedrückendes einfach abgefallen sein. Sie konnte nur dort stehen, in die Ruhe hineinlauschen, sich von sanften Sonnenstrahlenfingern das Gesicht streicheln lassen. Sie achtete nicht darauf, wie der Käfer den Kuppelraum umflog, entlang einer durchsichtigen, in allen Regenbogenfarben glitzernden Hülle, als würde er deren Unversehrtheit prüfen. Was sie wahrnahm, war ein unglaublich wohliges Gefühl von Sicherheit und Vertrauen in die friedliche Ruhe und Geborgenheit dieses zauberhaften Ortes.

ÜBUNG »SICHERER WOHLFÜHLORT«

Nimm eine bequeme Haltung ein ... Schließe die Augen oder blicke schräg vor dich ... Löse den Anker für deine Zielvisualisierung aus und verweile einen Moment in deinem wohligen Zielgefühl ... Tauche mit allen Sinnen ein und genieße das gute Gefühl, dein Ziel erreicht zu haben ... Bitte nun dein Unbewusstes um Unterstützung für diese Übung ... Während die Gedanken vielleicht schon beschäftigt sind mit deinem sicheren Ort, kann deine Fantasie sich dazugesellen. Wie das wohl wäre, sich einmal rundum sicher und geborgen zu fühlen? ... In der Realität deiner

Vorstellung, absolut geschützt, wohlig und gut. Wie dieser
Ort wohl für dich beschaffen sein muss? … Vielleicht weit
weg vom Alltag und allen Dingen? … Wie ein Adlerhorst
hoch oben auf einem sicheren Felsenvorsprung, während
die Adler auf dich achtgeben? … Oder befindet sich dein
sicherer Ort in einem freundlichen Haus mit dicken Mauern, umgeben von einem Zauberschutzschild? … Vielleicht
ist es auch eine sonnige Waldlichtung, darüber eine schützende Lichtkuppel … Oder eine stille Bucht am Meer, mit
sicheren Felsen ringsum … Eine ruhige Insel im Meer, ein
Platz im Herzen eines Regenbogens … Oder gar ein Ort
auf einem anderen Planeten … Gibt es eine Farbe deines sicheren Gefühls? … Einen Klang? … Einen Duft? … Richte
deine Aufmerksamkeit nun auf deine Körperempfindungen.
Wie spürst du im Körper, dass du dich sicher und geborgen fühlst? … Vielleicht kannst du befreit aufatmen … Oder
du fühlst, wie dein Herzschlag ruhiger, etwas in dir weiter
wird, die Muskeln sich entspannen können … Fühle, wie
weit deine Schutzzone, dein unsichtbarer Schutzschild um
dich herum sein muss … Reichen ein paar Zentimeter, wie
eine schützende zweite Zauberhaut, an der alles Schädliche
abprallt? … Oder brauchst du einen großen, weiten Raum
der Sicherheit um dich herum? … Lege einen schützenden
Zauber um diese Grenze, um sie zu festigen … Lass freundliche Wächter und Beschützer oder eine Horde Schutztiere
Patrouille darum laufen oder fliegen … Teste Festigkeit und
Sicherheit der Schutzhülle, jetzt, in der Realität deiner Vorstellung … Alles Schädliche fließt an der Außenhaut deiner
Schutzzone herunter, perlt ab, zerplatzt wie Seifenblasen
oder prallt zurück, dorthin, von wo es ausgesandt wurde …

In deinem geschützten Raum bist du sicher vor allem und jedem. Deinen sicheren Ort hast du immer bei dir … Du kannst ihn anziehen, wann immer du das brauchst, so, wie du einen Pullover überstreifst … Ein schützender Klang, eine schützende Farbe oder der Duft deines sicheren Ortes kann dich einhüllen … Auch im Alltag, in einer belastenden Situation, kannst du deine Grenzen nach außen und innen sichern, indem du an deinen sicheren Ort gehst … Unsichtbar für alle um dich herum, lässt du alles Schädliche an der Schutzhülle abprallen … Während deine akustischen Ohren hören, bleiben die emotionalen Ohren geschützt … Ebenso wie deine emotionalen Augen, dein emotionaler Körper immer geschützt bleiben an deinem sicheren Inneren Ort … Und weil das so ist, du deinen sicheren Ort immer bei dir hast, in der Realität deiner Vorstellung, kannst du diese Übung nun beenden … In deinem Tempo … Danke deinem Unbewussten für die Unterstützung … Nimm ein paar tiefere Atemzüge … Bringe wieder Bewegung in deinen Körper … Orientiere dich in deinen Alltag zurück … Und öffne deine Augen.

Der sichere Innere Ort ist ein guter Platz, um dort jede Ihrer Selbsthypnoseübungen zu starten, nachdem Sie sich in Ihr erklärtes Ziel eingefühlt haben. Ich möchte Sie ermuntern, daraus ein Anfangsritual zu machen. Es hat etwas Beruhigendes, mit einem solchen Ritual zu beginnen, Sie können dadurch leichter einen Zustand entspannter Fokussierung nach innen herbeiführen. Es ist ein bisschen so, als würden Sie an einen vertrauten Urlaubsort kommen – je häufiger Sie schon dort waren, desto leichter fällt es Ihnen, abzuschalten und sich zu entspannen. So können Sie nach einer Zeit der Entspannung, des Ankommens und Aufatmens zu Ihren Unternehmungen aufbrechen, sich also auf die Suche nach Ressourcenteilen begeben oder sich etwas später im Buch mit Ihren Problemanteilen beschäftigen.

Haben Sie keinen sicheren Ort gefunden? Dann müssen sich Erfolgsverhinderer eingestellt haben. Der sichere Innere Ort ist archetypisch, Ihre Lebenserfahrungen müssen Sie also davon entfremdet haben. Alle Menschen konnten zumindest im Mutterleib einen Ort der Sicherheit und Geborgenheit erfahren. Sogar als ungewolltes Kind hatten Sie unzweifelhaft eine schützende Umgebung, aus der heraus Sie wachsen und sich weiterentwickeln konnten. Vielleicht haben Sie jedoch so viel Unsicherheit und Schutzlosigkeit erlebt, dass etwas derart Wundervolles wie ein sicherer Ort für Sie nicht mehr vorstellbar ist. Es ist also ratsam, zunächst mit dem Kapitel »Verbieter, Saboteure und Widerständler: die Erfolgsverhinderer« (siehe Seite 136) weiterzuarbeiten, um die hinderlichen Tendenzen aufzulösen, damit Sie effizient auf Ihrem Lösungsweg vorangehen können. Kehren Sie dann wieder zu dieser Stelle zurück, wiederholen Sie die Übung »Sicherer Wohlfühlort« und lesen Sie im Buch von hier aus weiter.

Der Innere Freund und Helfer

Was erwarten Sie von einem echten, besten Freund, einem Menschen, zu dem Sie gehen würden, wenn es Ihnen wirklich schlecht geht? Dieser Freund, diese Freundin würde sich erheblich von Ihren gewöhnlichen Bekanntschaften abheben: unbedingte Vertrauenswürdigkeit und Loyalität, Nahbarkeit und Ansprechbarkeit genau dann, wenn Sie es brauchen; Verständnis für Ihre Perspektiven, ohne Sie mit eigenen Sichtweisen zu erschlagen; empathisches Aushalten Ihrer Gefühlsstürme, ohne dabei den eigenen Kopf zu verlieren. Ein echter Freund wäre unbestechlich ehrlich, würde Ihnen auch unbequeme Wahrheiten nicht vorenthalten, bemüht darum, Ihnen diese schonend beizubringen, um Sie zum Reflektieren zu bewegen. Kurzum: Ein echter Freund wäre aufrichtig und herzlich an Ihrem tiefsten Wohl interessiert! Solche Freunde sind ein großes Geschenk im wirklichen Leben, sie stellen eine der wichtigsten äußeren Ressourcen in schwierigen Lebenssituationen dar.

Was aber, wenn Sie nicht auf eine derartige Stütze zugreifen können? Wenn niemand mit solch wundervollen Eigenschaften für Sie da ist? Dann aktivieren Sie diesen als innere Ressource: Ihren Inneren Freund und Helfer in der Not. Selbst ohne reale Erfahrungen mit Freundschaft gibt es ein archetypisches Wissen, wie echte Freundschaft sich anfühlen muss. Dass Menschen als soziale Wesen durch Freundschaft evolutionäre Vorteile hatten, ist als Kollektivwissen im Unbewussten gespeichert und dient als Matrix für den Soll-Ist-Vergleich des Gehirns. Indem

Sie jetzt Ihren eigenen besten Inneren Freund kennenlernen, wird also dem bereits vorhandenen, unbewussten Bild Ihre persönliche Gestalt oder Form gegeben. Dies geschieht einerseits intuitiv, zum anderen fließen jegliche eigenen Erfahrungen mit Freundschaft, auch solche aus Büchern und Filmen, ein. Sie dürfen also neugierig sein, in welcher Gestalt Ihr eigener Innerer Freund und Helfer erscheinen wird!

ÜBUNG »DER INNERE FREUND UND HELFER«

Nimm eine entspannte Haltung ein … Schaue schräg vor dich auf den Boden oder schließe die Augen … Nimm dir einen Moment Zeit für deine Zielvorstellung … Genieße diese sinnlich … Um dann in deiner Weise und in deinem Tempo an deinen sicheren Inneren Ort zu gehen. Komme auch da in Ruhe und mit allen Sinnen an …

Bitte nun dein Unbewusstes um Unterstützung für das Ziel, deinen Inneren Freund und Helfer zu finden … Während ein Teil von dir an deinem sicheren Ort bleibt und sich dort ausruht, kannst du dir mit einem anderen Teil deiner Aufmerksamkeit vorstellen, du stehst jetzt auf einer schönen Bergwiese … Vielleicht warst du schon mal an einem solchen Ort oder er entsteht in deiner Fantasie ganz neu. Lass dir einen Moment Zeit, um mit deinen Sinnesempfindungen richtig anzukommen … Dein Blick schweift über die Landschaft – genieße die Weite und Freiheit. Vielleicht kannst du in der Ferne, weit unten im Tal, Häuser oder Autos sehen?

Wie gut, so weit von aller Geschäftigkeit entfernt zu sein, so viel Ruhe und Abstand zu haben.

Konzentriere dich jetzt auf deine Höreindrücke: Ruft ein Raubvogel hoch oben in der Luft? ... Vielleicht summen Insekten oder du nimmst Windgeräusche wahr ... Spüre den Wind auf Haut und Haaren, die Sonnenstrahlen streicheln wohlig warm deine Haut ... Oder stehst du im Schatten eines großen Baumes, eines schützenden Felsens? ... Atme die saubere klare Luft tief ein ... Was kannst du riechen? ... Den würzigen Duft von Bergkräutern? ... Vielleicht gibt es sogar eine Geschmacksempfindung für diesen schönen Ort ... Spüre ganz intensiv, wie du diesen Ort mit deinen bevorzugten Sinnen wohlig wahrnimmst ...

Nach einer Weile beginnst du, langsam den Berg hinabzugehen, vielleicht auf einem Wanderpfad, oder du erfreust dich daran, ganz einfach über die Wiese nach unten zu schlendern ... Vor dir liegt ein schönes, sonniges und geschütztes Tal ... Immer weiter gehst du in deinem Tempo nach unten ... Genieße dabei die schöne, friedliche und erholsame Umgebung ... Bald schon kannst du ein freundliches Haus sehen. Es ist noch nicht genau zu erkennen, wieso es so freundlich wirkt. Kannst du spüren, dass es dich herzlich einlädt, näher zu kommen? ... Lass dir Zeit, es im Näherkommen zu betrachten ... Wie sieht dieses einladende Haus aus? ... Wo steht es? ... Ist es groß oder eher gemütlich klein, vielleicht eine freundliche Berghütte?

Es ist ein ganz besonderes Haus. Dein Ressourcenhaus, in dem dein Freund und Helfer zu finden ist. Alles an diesem Haus ist dir warm und freundlich zugetan. Nimm wahr, woran du das spüren kannst ... Gehe nun zur Tür

und tritt ein ... Du kommst in einen hellen, angenehmen
Raum ... Lass dir wieder Zeit, alles sinnlich wahrzunehmen ... Dein Unbewusstes weiß bereits aus vielen Erfahrungen, wie sich aufrichtige Freundschaft anfühlen muss.
Wie das wohl wäre, einen wirklichen, einen echten Freund
zu haben, verlässlich und loyal, ganz für dich da ... Und da
kommt er schon auf dich zu ... Empfängt er dich mit einer
lächelnden Umarmung? ... Oder ist es eine Freundin? ...
Gibt es eine andere Gestalt der Freundschaft für dich? ...
Begrüße deinen Inneren Freund und danke ihm für sein Erscheinen ... Lädt er dich ein, Platz zu nehmen auf einer gemütlichen Couch? ... Oder möchtet ihr euch gemeinsam
auf eine schöne Bank vor dem Haus setzen? ... Hat er einen
Namen, mit dem du ihn ansprechen kannst? ... Bitte nun
um eine Botschaft oder Geste seiner Freundschaft ... Folge
deinem Gefühl, das dir sicher zeigen kann, worin sich dieser freundschaftliche Kontakt ausdrückt ... Nimm das dankbar an ... Vielleicht gibt es auch ein Geschenk, das du mitnehmen kannst? ... Dein Innerer Freund kennt dich schon
lange, gewiss freut er sich, dass du den Weg zu ihm gefunden hast. Du kennst nun den Weg zu ihm und weißt, dass
du jederzeit wiederkommen kannst. Er kann dich in deinem Alltag begleiten, du brauchst nur an ihn zu denken, ihn
dir nur vorzustellen, und schon ist er wieder für dich da ...
Kann im Büro neben dir sitzen, dich in schwierigen Situationen begleiten ... Du kannst auch in deinen Gedanken mit
ihm reden. Bitte ihn, dir zu sagen, woran du dann erkennen kannst, dass er es ist, der über deine Gedanken mit dir
spricht ... Vielleicht hörst du ihn stets an einer bestimmten
Stelle in deinem Kopf.

Prüfe nun, ob es jetzt noch etwas Wichtiges zu bereden gibt … Du kannst ihn auch bitten, sich Gedanken über dein Problem zu machen, dann kann er dir seine Antworten geben, wenn du ihn das nächste Mal aufsuchst … Nicht alles muss auf einmal gesagt werden, vielleicht genießt du es ja auch, einfach noch eine Weile in stiller Verbundenheit neben ihm zu sitzen … Um dann für dieses Mal Abschied zu nehmen … Danke ihm herzlich und beginne nun, in deinem Tempo diese Trance zu beenden, entweder dort, bei deinem Freund und Helfer, oder auch an deinem sicheren Inneren Ort. So, wie du dich wohlfühlst …

Nimm jetzt ein paar tiefe Atemzüge voll klarer, sauerstoffreicher Luft … Die Luft macht dich ganz wach und frisch für deinen Alltag. Beginne, deine Hände und Füße zu bewegen, recke und strecke dich … Danke deinem Unbewussten für die gute Unterstützung … Öffne die Augen und bleibe noch einen Moment sitzen, bevor du in deinen Alltag zurückkehrst.

Ich möchte Sie ermuntern, Ihren Freund und Helfer als Begleiter in Ihren Alltag mitzunehmen, wie es in der Übung angeklungen ist: Gönnen Sie sich die Ver-rücktheit, die Realität Ihrer Vorstellung in Ihre Alltagsrealität hineinzutragen. Zugegeben, das klingt in der Tat seltsam, wissen Sie doch von Menschen mit Psychosen, dass sie Gestalten sehen oder hören, die für alle anderen nicht wahrnehmbar sind. Der Unterschied besteht jedoch darin, dass Sie Kontrolle über diesen Zustand haben. Sie tun damit nicht mehr, als einer ohnehin vorhandenen Stimme in Ihrem Kopf eine bildliche Gestalt zu geben. Sich von einem freundlichen Wesen empathisch, loyal und verständnisvoll begleitet zu fühlen ist sehr beruhigend. Wie würde Ihr Innerer Freund wohl reagieren, wenn Sie im Streit mit Ihrem Partner von Ihren Gefühlen gebeutelt werden? Wenn Sie sich über das intrigante Verhalten Ihrer Arbeitskollegin aufregen? Indem Sie sich von Ihrem Inneren Freund und Helfer ganz bewusst begleiten lassen, bleiben Sie im Kontakt und nehmen auch immer wieder dessen Perspektive ein. Probieren Sie es aus, es ist eine spannende und hilfreiche Erfahrung, die sich unmittelbar auf Ihr Erleben der jeweiligen Situation auswirkt. Zürnen Sie sich aber bitte nicht, wenn Sie den Vorsatz fassen, meinem Rat zu folgen, jedoch anfangs immer wieder davon abkommen! Würde ein echter Freund Ihnen böse sein? Er würde Sie dafür loben, dass Sie das bemerkt haben, und Ihnen gut zureden, einfach weiter dranzubleiben!

Das Ressourcenhaus

In der vorigen Übung haben Sie es bereits kennengelernt, nun widme ich diesem ausgesprochen hilfreichen Inneren Ort ein eigenes Kapitel.
Im Gymnasium meiner drei Kinder durfte ich 2012 das Schülerprojekt »Mindpower – die Kraft deiner Gedanken« anbieten. Dort habe ich 18 Schülerinnen und Schüler im Alter zwischen 14 und 18 Jahren in einer Gruppen-Trance unter anderem auch in ihr eigenes Ressourcenhaus geführt. Zunächst gab es für alle einige Basiszimmer: Sie

fanden die Räume ihres Inneren Freundes und Helfers,
der Inneren Weisheit (den Begriff »Persönlicher Coach«
fanden alle cooler), ein Zimmer für optimales Lernen und
ein Entspannungszimmer (der Raum zum »Chillen«).
Dann hatten sie Zeit, eigenständig weitere Zimmer zu
finden und auszuprobieren. So fanden sie beispielsweise einen Fitnessraum für optimales, gesundes Training,
die Innere Gesundheitsküche, den Wut-Austobe-Raum
(»Hier kann ich die Sau rauslassen!«), einzelne Räume
für spezielle Schulfächer (häufig für Mathe), ein Inneres
Musikzimmer und weitere.

Meine Vorgabe war, dass es in jedem der Räume einen
zuständigen Kompetenzanteil gäbe. Deren Aussehen und
Ratschläge jedoch kamen aus dem Innersten eines jeden
Einzelnen. So wurden die Zimmer beispielsweise belebt
durch perfekte Mathe-Asse, einen bekannten Rockgitar-
risten als Inneren Gitarrenlehrer oder eine Gesundheits-
köchin, die von Fast Food abriet (auch Jugendliche haben Gesundheitsbewusstsein!).

Die zweite Vorgabe sah vor, dass jeder Raum im Sinne der speziellen Erfordernisse ausgestattet sein solle.
Im Zimmer eines traurigen Mädchens befand sich ein
riesiges Sofa, lauter Plüschtiere und als tröstender Anteil ein echter Hund. Der Wut-Raum eines Jungen hatte
schallgedämmte Wände, einen Boxsack und ein beträcht-
liches Waffenarsenal. Sein riesiger Wutanteil durfte sich
hierin hemmungslos austoben, bis er sich abreagiert hatte und dann wieder ganz klein geworden war.

Ich war sehr berührt von der Offenheit, mit der die Teen-
ager von den gefundenen Räumen berichteten. Für die

Zukunft leitete ich die Jugendlichen an, diese Inneren Zimmer zu Hause zu nutzen: zum Beispiel zum Mathelernen vor der nächsten Arbeit in Selbsthypnose in den entsprechenden Raum und damit in das Mathe-Optimum zu gehen oder beim Fitnesstraining auf den Inneren Trainer zu hören. Intuitiv verstanden alle sofort, wie sie beispielsweise am realen Schreibtisch sitzen und innerlich in einem ganz anderen Raum sein könnten.

Das Haus ist ein universelles Selbstsymbol: In Standort, Größe und Zustand drücken sich beispielsweise Selbstwert und Selbstfürsorge aus. Vor diesem Hintergrund bitte ich Sie gleich, Ihr eigenes Ressourcenhaus zu betrachten. Der Ist-Zustand dieses Hauses entspricht einer aktuellen Momentaufnahme. Ich werde Sie anleiten, zu überprüfen, welche Stellen an Ihrem Haus reparaturbedürftig sind, wo Sie vielleicht ordentlich lüften und frischen Wind hineinlassen müssen, bevor Sie sich auf die Erkundung einzelner Zimmer begeben. Nehmen Sie nun also auf Ihrem Lieblingsplatz zur Selbsthypnose Ihre bequeme Sitzposition ein, lassen Sie Ihren Freund und Helfer neben sich sitzen und lösen Sie, diesmal zur Abwechslung vor der eigentlichen Übung, den Anker für Ihre Zielvisualisierung aus. Jetzt!

ÜBUNG »DAS RESSOURCENHAUS«

Setze dich bequem und entspannt hin ... Fühle dich wohlig in deine Zielvision ein ... Dein Innerer Freund und Helfer begleitet dich ... Sitzt er bereits neben dir? Bitte wie gewohnt dein Unbewusstes um Unterstützung für diese Übung, jetzt … Bitte nun deinen Freund und Helfer, dich zu deinem Ressourcenhaus zu begleiten, das du bereits kennst … Nähere dich dem Haus … Gehst du den gleichen Weg, von der Bergwiese abwärts, oder kommst du diesmal von einer ganz anderen Seite zu deinem Haus? … Lass dir Zeit, es bereits aus der Ferne wahrzunehmen … Neugierig, aufmerksam und achtsam trittst du näher, bis du einige Meter davor angekommen bist … Betrachte zunächst die Umgebung. Steht es allein? … Oder sind da mehrere Häuser? … Ein ganzes Dorf, eine Stadt? Hat es einen schönen Standort, passend für dich? … Oder steht es schon zu lange am falschen Ort? … Betrachte es nun von allen Seiten, auch von oben … Nimm achtsam und wertfrei den baulichen Zustand wahr … Lass dich von deinem Begleiter beraten, was du jetzt sofort ausbessern kannst … Vielleicht müssen Ziegel ergänzt oder der Putz erneuert werden? Braucht es einen anderen Anstrich? … Gibt es einen Garten, in dem lange kein Unkraut entfernt wurde? … Ist der Zugang zur Haustür frei? … Klemmt die Tür? … Möchtest du es gar erweitern oder aufstocken? … Möchtest du es an einen anderen Ort stellen, jetzt, wo du selbst den Standort bestimmen kannst? … Besprich mit deinem Freund und Helfer, wie das geschehen kann … Lass dir von Bautrupps helfen, bis es an seinem richtigen Platz steht … In der Realität deiner Vorstellung, wo Raum und Zeit anderen Gesetzen folgen, geht das. Tue alles, was im Moment getan werden kann oder muss … Aber nicht alles muss auf einmal geschehen, du hast Zeit.

Gehe nach einer Weile in dein Haus, mit dem gleichen wertfreien Betrachten … Prüfe zunächst, wo alter Dreck und

Staub herumliegen, Müll, den du nicht mehr gebrauchen kannst ... Du kannst das selbst entsorgen oder viele freundliche Hausgeister übernehmen das für dich ... Die einfach so auftauchen können und fleißig und fröhlich für dich arbeiten ... Lass Licht und Luft in das Haus ... Und verschaffe dir heute einen Überblick, was du auch später noch tun kannst ... Du kannst Reparaturen und Aufräumarbeiten in Auftrag geben, die ausgeführt werden, auch wenn du dich nicht bewusst damit beschäftigst. Sodass du in einer künftigen Selbsthypnose den bereits veränderten Zustand vorfinden kannst. Deine vielen Hausgeister machen das gerne für dich. Alle Helfer, die du dafür brauchst, sind vorhanden ... Bitte nun deinen Freund und Helfer, dich zu den Zimmern zu führen ... Das ist ein besonderes Haus, mit vielen Zimmern in den einzelnen Stockwerken, die du nicht alle auf einmal anschauen musst ...

Türschilder verraten dir, was darin zu finden ist ... Überlasse deinem Freund und Helfer die Führung oder folge einem guten Gefühl, welches Zimmer du als Erstes aufsuchen möchtest ... Für jedes deiner Bedürfnisse, für jedes Gefühl gibt es ein eigenes Zimmer. Mit einem eigenen Kompetenzanteil, der genau weiß, was dir in diesem Raum besonders guttut. Was du brauchen oder darin tun kannst. Auch die Einrichtung in dem Raum ist dafür genau passend. Betritt den Raum mit allen Sinnen, nimm Farben, Klänge und Gerüche darin wahr, Einrichtung und Gestalten. Achte auch auf dein Körpergefühl. Lass dir in den nächsten paar Minuten Zeit zur eigenen Erkundung ... ...

Warst du in einem oder mehreren Zimmern? ... Bedenke, du hast Zeit ... Vielleicht hast du dich heute nur grob orientiert oder einen einzigen Raum intensiv wahrgenommen. Alles ist gut und richtig, du kannst in der nächsten Zeit das Haus häufig aufsuchen, weiter erkunden. Neue Räume finden, es weiter sanieren, verschönern oder ausbauen. Und das kann auch im Unbewussten geschehen, durch deine kompetenten Inneren Helfer. Alles passt sich an deine veränderlichen, sich verändernden Bedürfnisse an.

Und da das so ist, kannst du nun diese Übung in deinem Tempo beenden ... Danke deinem Freund und Helfer und all den Hausgeistern und natürlich deinem Unbewussten ... Verabschiede dich von deinem freundlichen Ressourcenhaus ... Überlasse es der guten Betreuung im Unbewussten ... Tritt heraus an die frische Luft ... Nimm noch einmal wahr, was sich vielleicht inzwischen auch außen an deinem Haus verändert hat ... Nimm dann einige tiefe Atemzüge glitzernd-klarer Luft ... Wecke all deine Zellen und Muskeln und fühle dich wieder in deine Alltagsumgebung ein ... Gähne, recke oder strecke dich ... Öffne die Augen wieder.

Die Innere Weisheit

Innere Stimme, Intuition, Bauchgefühl – es gibt viele Bezeichnungen für diesen wunderbaren Anteil in jedem Menschen. Es gibt natürlich viele innere Stimmen, aber diese spezielle Bezeichnung wird meist genannt, wenn sich mit unumstößlicher Gewissheit Ihre archetypische, intuitive Innere Weisheit gemeldet hat. Deren Kompetenz liegt darin, Sie in allen Lebensbereichen auf *Ihren* Weg hinzuweisen: *Ihrer ganz eigenen Natur zu folgen und entsprechend zu handeln.* Sie ist der Großmeister (oder die Großmeisterin) Ihrer gesamten inneren Anteile. Manchmal vereint der weise Anteil sogar die Aufgaben und Kompetenzen aller Ressourcenanteile in sich. Dann taucht in Ihrer Innenwelt nur diese eine Kraft auf, und das ist völlig in Ordnung.

Die kommunikativen Eigenschaften der Inneren Weisheit sind ebenso variabel wie ihre symbolische Ausdrucksform. Von nahbar, empathisch und auskunftsfreudig bis hin zu aristokratisch-distanziert, nebulöses Orakel oder lebensnaher, pragmatischer Begleiter wie Ihr Freund und Helfer: Alles ist möglich. Es kann sogar sein, dass Ihr weiser Anteil lange Zeit nicht auf Sie reagiert, um sich dann in einer brenzligen Situation umso klarer zu äußern. Gestaltlich oft von einer Art erhabener Aura umgeben, zeigt sie sich mitunter aber auch als kraftvolles Symbol wie Licht, Baum, Berg, Stein oder Kristall.

In der Übung können Sie mit allen Sinnen in Ihren Inneren Ort der Weisheit eintauchen, weil dort neben dem weisen Anteil alles, was Sie umgibt, Weisheit ausstrahlt.

Vorab jedoch zwei kurze Auszüge aus Fenjas Geschichte, in denen Sie erfahren, wie sie ihre weise Gestalt gefunden und wahrgenommen hat. Sie war auf der Suche nach diesem Anteil in eine Berghöhle geführt worden:

In was sie da hineingestolpert war, konnte den Hauptdarsteller für einen Yeti-Film mimen, aber irgendwie auch wieder nicht. Etwa zwei Meter groß, von Kopf bis Fuß mit einem Flokati-Fell in Hellorange bedeckt, hatte dieses freundliche Ungetüm nicht nur eine wohltönende Samtstimme, sondern auch einen unglaublich lieben und sehr klugen Blick. Sein Gesicht war fellumkränzt mit einer eindrucksvoll großen Nase, die pfiffigen Äuglein von zig Lachfalten umgeben. Er hatte seine weichen Fellarme nach ihr ausgestreckt und sie so liebevoll und herzlich begrüßt, dass alle noch verbliebenen Fluchttendenzen sich in Wohlgefallen aufgelöst hatten. Das Kuschelmonster, wie Fenja es insgeheim sofort getauft hatte, hatte sie noch ein Stück weiter zum Höhlenende begleitet, zu einem einladenden, mit Fellen und Decken ausgelegten Platz, in dessen Mitte ein gemütliches Feuer eine wohnliche Atmosphäre verbreitete.

»Mach es dir gemütlich, ich koche uns einen Tee. Und dann bin ich dir wohl ein paar Antworten auf die hundert Fragen, die ich in deinen Augen lese, schuldig, oder, Fenja?«

Später unterhalten sich beide über Besonderheiten der Gestalten und Landschaften in der Trance:

»Weißt du noch, was ich dir anfangs zu meiner Person gesagt habe? Ich nehme jede Gestalt für dich an. Ich freue mich natürlich, dass du mich so groß und stark siehst, ehrlich! Und in gewisser Weise ist es mit der Landschaft hier auch so: Es gibt nicht Tag und Nacht bei uns, jedenfalls nicht so, wie du es eigentlich kennst. Welche Tages- oder Jahreszeit wir haben, ob Landschaft und Wetter mild und ruhig oder finster und aufgewühlt sind, das hängt hier von ganz anderen Dingen ab.«

ÜBUNG »DIE INNERE WEISHEIT«

Nimm eine bequeme Sitzhaltung ein … Entspanne bewusst deine Augen, offen oder geschlossen … Entspanne auch deinen Kiefer und lass die Schultern los … Spüre deine Sitzfläche … den Bodenkontakt deiner Füße … Atme ruhig ein und aus … Bitte dein Unbewusstes respektvoll um Unterstützung für diese Übung …

Gehe jetzt wie gewohnt in deine Zielvorstellung … Spüre die Farbe deines Ziels, den Geruch oder nimm über deine bevorzugte Sinnesqualität damit Kontakt auf … Genieße das Gefühl, dafür lohnt sich deine ganze Selbsthypnosearbeit … Gehe nun in deiner Vorstellung weiter zu deinem sicheren Inneren Wohlfühlort … Betritt ihn bewusst und achtsam, erlaube ihm, dich mit wohliger Geborgenheit einzuhüllen … Zentriere dich darin, er ist wie eine Startrampe für alle deine weiteren Schritte … Du bist rundum sicher und geborgen, fühle das ganz intensiv über deine Lieblingssinne …

Bitte nun deinen Freund und Helfer zu dir – gewiss war er schon von Beginn deiner Übung an irgendwo in deiner Nähe … So, wie er immer in deiner Nähe ist. Du brauchst nur deine Aufmerksamkeit auf ihn zu lenken … Nimm jetzt ganz bewusst Kontakt zu ihm auf … Begrüße ihn freundlich und bitte ihn, dich zu begleiten, dich zu führen … Er kennt sich aus in deiner inneren Landschaft, vertraue seiner Führung … Sprich zu ihm: »Führe mich bitte zu dem Ort meiner Inneren Weisheit.« … Vor dir kann ein Weg oder ein Pfad erkennbar werden … Gehe ihn zusammen mit deinem Inneren Freund … Läuft er vor dir her? Oder neben dir? … Du gelangst an eine Kreuzung, an der es rechts, links oder geradeaus weitergeht ... Folge dem Rat deines freundlichen Helfers oder einem guten Gefühl und entscheide dich für einen der Wege ... Gehe diesen Weg entspannt und erwartungsfrei ... Lass dich führen und überraschen, wie dein Ort der Inneren Weisheit wohl aussieht. Vielleicht begleitet dein Innerer Freund dich bis zum Schluss oder weist dich an, das letzte Stück allein zu gehen ... Ist es ein Haus, gar dein Ressourcenhaus? ... Mit dem eigenen Zimmer der Inneren Weisheit? ... Vielleicht führt der Weg dich auch zu einem Berggipfel oder einer Höhle in einem Berg? ... An eine stille Bucht am Meer oder eine Waldlichtung? ... Oder an einen ganz anderen Ort? ...

Komme mit allen Sinnen an, schaue dich um, höre, rieche, fühle dich an diesem Ort ein ... Die gesamte Atmosphäre, alles hier atmet und vermittelt Weisheit ... Die Luft, die dich umgibt und die du einatmest, die Pflanzen oder Tiere ... Die Möbel und Bücher, vielleicht ein Buch der Weisheit, selbst der Staub ... Bitte nun dein Unbewusstes, deine Aufmerksamkeit zu lenken zu dem klugen Geist, der diesem Ort innewohnt, jetzt ... Bitte diese Kraft, sich dir zu zeigen, jetzt ... Als Gestalt, die dich begrüßt. Du kennst die Attribute von Weisheit, von Reife. Du hast vielfach Erfahrungen mit Weisheit gemacht, bei dir und anderen. In Büchern oder Filmen, im Alltag und der Realität deiner Vorstellung. Erlaube diesen Erfahrungen, jetzt eine stimmige Form anzunehmen, erkenne sie gestaltlich an diesem Ort ... Ist es ein weiser alter Mann? ... Eine weise Frau? ... Ein Zauberer oder ein anderes Fabelwesen? ... Womöglich ist es auch ein großer Baum in der Mitte einer Lichtung? ... Ein Felsen? Oder ein Sonnenstrahl, in den du hineintreten kannst ...

Du bist schon häufig an diesem Ort, bei dieser Kraft gewesen, unbewusst, natürlich … In wichtigen Lebensphasen hast du von hier innere Führung erhalten. Sprich jetzt deine Innere Weisheit direkt an, danke für ihr Erscheinen und für die gute Unterstützung in deinem bisherigen Leben … Sie war immer präsent, auch wenn du sie bewusst vielleicht nicht wahrgenommen hast. Womöglich kannst du dir zeigen lassen, in welchen Lebenssituationen du von deiner Inneren Weisheit geführt wurdest, von klein auf … Und es ist nicht schlimm, wenn noch keine Erinnerungen dazu auftauchen, nicht alles muss auf einmal geschehen. Lass dir Zeit, den Kontakt bewusst wahrzunehmen … Bitte deinen weisen Anteil dann um eine Botschaft des Tages … Das kann ein Rat sein, eine aufmunternde Bemerkung … Vielleicht ist es auch eine freundliche Geste? … Oder einfach die gefühlte Begleitung, die reine Präsenz dieses Anteils, die sich bedeutsam und gut anfühlt … Finde heraus, auf welche Art deine weise Gestalt mit dir kommuniziert … Mit Worten, Gesten, sich veränderndem Licht? … Oder ist es ein Körpergefühl, über das sie sich ausdrückt? … Eine Wärme oder Kribbeln im Bauch, ein weites Gefühl in der Brust oder ein freudig erregter Herzschlag? … Womöglich kennst du dieses Gefühl schon lange und nun, da du dich bewusst damit beschäftigst, kannst du es besser verstehen … Wirst es auch in Zukunft leichter erkennen können … Bitte jetzt deinen weisen Anteil um ein Geschenk, das du auch in deinen Alltag mitnehmen kannst, um dich zu erinnern, um den Kontakt leichter zu halten … Nimm es dankbar entgegen und frage, ob du dich auch in deinem Alltag damit umgeben sollst … Wo es stehen oder liegen soll, um dich an deinen weisen Anteil zu erinnern ... Den du immer in dir hast, der dich begleitet, der dein Denken, Fühlen und Handeln immer mit deinem Weg, deiner Natur in Einklang bringen will ... Prüfe, ob du im Moment noch weitere Dinge zu besprechen hast ... Du hast alle Zeit der Welt, jetzt und in jeder künftigen Selbsthypnose ... Und weil das so ist, kannst du dich nun verabschieden, mit einem Dank bei deinem weisen Anteil ... Und mit einer Verabredung zu künftigen Treffen ... Danke auch deinem Inneren Freund und deinem gesamten Unbewussten ...

Entscheide, ob du die Übung an diesem Ort beenden oder bis zum Startort deiner Trance zurückgehen willst ... Richte deine Aufmerksamkeit wieder nach außen ... Nimm noch mit geschlossenen Augen dein Sitzen wahr, die Umgebung ... Atme tiefer ein und aus, schicke klare, sauerstoffreiche Luft in alle deine Zellen ... Beginne, dich wieder zu bewegen, wach zu räkeln ... Und öffne dann deine Augen.

Wenn Sie in Kontakt mit Ihrer Inneren Weisheit kommen konnten, was ich Ihnen von Herzen wünsche, haben Sie eine der wichtigsten Ressourcen überhaupt in sich (wieder-)gefunden! Bei Schwierigkeiten wenden Sie sich dem Kapitel über Erfolgsverhinderer (siehe Seite 136) zu – wobei Sie Ihrem weisen Anteil dennoch ein großes Vorschussvertrauen geben sollten: Bitten Sie diese Kraft darum, Sie in Ihrem Bemühen aus der Tiefe heraus zu unterstützen. Sie dürfen die Innere Weisheit als angeboren in sich voraussetzen, lassen Sie also nicht nach in Ihren Versuchen, sie auch in der für Sie stimmigen Ausdrucksform kennenzulernen!

Im Folgenden möchte ich Ihnen noch einige Tipps zur Inneren Weisheit geben und auf Besonderheiten hinweisen:

❯ Da dieser Anteil alle möglichen Formen annehmen kann, können Sie sich auch selbst darin sehen. Meine Patientin Cora machte diese Erfahrung: »Das bin ich selbst, in einer ganz reinen, klaren Art. Wie bereinigt von allem Störenden.« Das bedeutet: Selbstnah und ohne jegliche Identifikation mit einem Ihrer anderen Anteile. Mitunter erscheint auch Ihr uraltes Ich, im weisen Rückblick auf Ihr Leben und Ihre jetzige Situation blickend.

❯ Skepsis ist geboten, wenn reale Familienmitglieder oder Bekannte, lebend oder bereits verstorben, als weise Gestalt auftauchen. Im positiven Sinn ist anzunehmen, dass diese Menschen lebenskluge, echte Wegbegleiter für Sie waren oder noch sind. Sie sehen sie dann als gute Repräsentanten des archetypischen Prinzips. Das mag in Ordnung sein, besser ist es jedoch, den »Geist der Weisheit« zu extrahieren – also die Kraft, die Sie als Essenz der Weisheit in demjenigen gespürt haben. Lassen Sie diese Essenz aus dem Menschen herausschweben wie Sprechblasen in einem Comic. Dann kann sich wie in der Übung die symbolische Ausdrucksform, losgelöst von dem realen Menschen, zeigen. Wenn das nicht geht und es sich für Sie stimmig anfühlt, akzeptieren Sie die Person als weisen Inneren Ratgeber. Taucht jedoch ein Mensch auf, den Sie von vornherein nicht mit Lebensklugheit und Weisheit assoziieren würden, dürfen Sie annehmen, dass sich Ihnen ein Problem in den Weg gestellt hat. Wahrscheinlich gingen (oder gehen) von diesem Menschen ungute Einflüsse aus – akzeptieren Sie ihn *nicht* als Ihre weise Gestalt. Wichtig ist jedoch, dass Ihr Unbewusstes Ihnen damit einen Hinweis gibt auf einen Menschen, mit dem Sie noch ungesund verstrickt sind. In Würdigung dieses Aspektes reicht es dann zunächst, diese Person zu verjagen und unbeirrt den Weg zu Ihrer echten weisen Gestalt fortzusetzen. Fragen Sie nötigenfalls Ihren Freund und Helfer bezüglich Ihres weiteren Vorgehens.

❱ Ist Ihr weiser Anteil wortkarg oder unnahbar, könnte sich ein Erfolgsverhinderer eingemischt haben. Versuchen Sie zu erkennen, was genau die kommunikative Schwierigkeit begründet. Patienten beschreiben das beispielsweise so: eine trennende Glaswand, eine Käseglocke, ein störender, schallschluckender Nebel; oder der weise Anteil wirkt unecht, wie besetzt von etwas Fremdem. Lässt sich der störende Einfluss auch mit Zaubern nicht überwinden, fragen Sie Ihren Freund und Helfer um Rat und bearbeiten zunächst wie empfohlen den Erfolgsverhinderer. Finden Sie keine Indizien auf Erfolgsverhinderer, könnte Ihr weiser Anteil auch ein seriös zurückhaltender sein: eine graue Eminenz. In großem Zutrauen in Ihre übrigen Kompetenzanteile äußert er sich nur dann, wenn Sie wirklich nicht allein weiterkommen. Sie fragen doch auch nicht bei jeder Kleinigkeit Ihren obersten Chef um Rat, oder? Nehmen Sie die Zurückhaltung also als Ansporn, in Zwiesprache mit Ihrem Freund und

Helfer, einem Lösungsteil oder anderen gute Ideen zu generieren. Bleiben Sie dazu aber ruhig am Ort der Weisheit, im Beisein Ihres weisen Anteils, allein das wirkt inspirierend!

‣ Erscheint Ihr weiser Anteil als gegenständliches Symbol oder Licht, nehmen Sie zunächst körperlichen Kontakt auf. Im Reich Ihrer unbegrenzten Möglichkeiten können Sie physikalische Gesetze überwinden: Gehen Sie in den Baum oder Stein hinein, schweben Sie im Lichtschein empor ins Herz der Lichtquelle, verschmelzen Sie mit dem Regenbogen oder tauchen Sie ein in die Quelle! Sprechen Sie mit dem Symbol und hören Sie mit Ihrem Herzen zu. Nutzen Sie Gegenstände, Tiere und Pflanzen am Ort der Weisheit als Quelle für Rat und Führung. Ein Zauberbuch, in dem Sie immer die für Ihr Problem passende Seite aufschlagen, eine Tafel, auf der Botschaften für Sie stehen, lassen Sie sich gar von einem Geistesblitz treffen, erforschen Sie neugierig, welche Ressourcen überall für Sie bereitliegen. Sie selbst sind Hauptdarsteller und Regisseur dieses inneren Filmes! Schon Ihr Vorschussvertrauen in die Existenz Ihrer Inneren Weisheit, gepaart mit der Absicht Ihres erwartungsfreien Wollens, eröffnet den Rahmen der unbegrenzten Möglichkeiten.

Verfahren Sie im Übrigen mit der weisen Instanz wie mit Ihrem Freund und Helfer: Nehmen Sie sie in Ihren Alltag mit. Erlauben Sie sich die Vorstellung, wie dieses wachsende Innere Team Sie begleitet: auf der Rückbank Ihres Autos, neben Ihnen gehend, auf fiktiven Stühlen bei Meetings oder Streitgesprächen, einfach immer und überall! Dadurch halten Sie den Kontakt und nehmen häufiger die Perspektive dieser Anteile ein. Selbst renommierte Psychologieforscher etwa der Harvard-Universität empfehlen, sich eine weise Gestalt als Ratgeber vorzustellen, den Kontakt schrittweise, in regelmäßigem Üben, immer lebendiger zu gestalten und sich im Alltag von diesem Anteil begleiten zu lassen. Und keine Sorge, es wird sogar noch viel verrückter: In den nächsten Kapiteln ergänzen Sie dieses Ressourcen-Team, es wird also immer voller um Sie herum!

Der Innere Wächter und mutige Beschützer

Ihr sicherer Ort ist bereits gut geeignet für Rückzug und Selbstschutz. Die Natur hat Sie jedoch mit noch machtvolleren Möglichkeiten ausgestattet, für Ihre eigene Sicherheit zu sorgen. Zwei davon fasse ich in diesem Kapitel zusammen: den achtsamen Inneren Wächter und den kämpferischen Inneren Beschützer oder Verteidiger.
Zunächst ein Beispiel: Stellen Sie sich vor, Sie folgen auf der Autobahn einem Lkw. Ganz in Gedanken setzen Sie zum Überholen an und beginnen schon auszuscheren, als Sie plötzlich ein Auto im toten Winkel hinter sich erblicken. Ohne nachzudenken, reißen Sie blitzschnell das Lenkrad herum, um sich wieder einzuordnen. Kennen Sie solche Situationen? Forscher haben erkannt, dass das Unbewusste Situationen umfangreicher und rascher erfassen und somit effizientere Reaktionen

herbeiführen kann als das vergleichsweise langsame Bewusstsein. Schützende Handlungsautomatismen sind die Konsequenz dieser unbewussten Wahrnehmung. Der Volksmund kommentiert das dann etwa so: »Da war dein Schutzengel aber schneller als du!« Symbolisch tauchen bei meinen Patienten neben Schutzengeln auch andere Gestalten, beispielsweise starke Schutztiere auf.

Das folgende Beispiel zeigt solche eher wehrhaften Bewacheranteile: Mein 13-jähriger Patient Jonas wurde im Geiste durch ein Rudel Wölfe gegen mobbende Mitschüler verteidigt. Die meisten Wölfe umringten ihn, einige sicherten den Weg, um mit Wolfsaugen wahrzunehmen, was Jonas bewusst nicht erkennen konnte – so, wie Raubtiere das eben tun, um ihre Jungtiere auf deren Erkundungstouren zu begleiten. Jonas konnte durch diese stärkende Vorstellung rascher und selbstsicherer agieren, brenzlige Situationen bereits im Keim entschärfen und aus der passiven Opferhaltung herausfinden, sodass die Mobber von ihm abließen.

Ein weiteres Wirken eines Wächter- und Beschützeranteils beschreibt folgender Fall: Der 35-jährige Tom litt unter Schlafstörungen. Das Einschlafen war von dem angstvollen Gefühl begleitet, Kontrolle abgeben zu müssen. In Hypnose zeigte sich dieser angstvolle Anteil als Baby im Brutkasten einer Säuglingsstation, allein mit sich und den Geräten. Tom erzählte, er sei eine Frühgeburt gewesen und damals habe es noch kein Wissen darüber gegeben, wie traumatisch eine längere Trennung von der Mutter für das Kind sei. Die Trennungsangst eines Babys ist eine echte Todesangst, mit der sich

Tom vor dem Einschlafen immer konfrontiert sah. Das Baby von damals, noch ohne bewusste Ich-Wahrnehmung, konnte nicht wissen, dass es das Ganze überleben würde, im Gegensatz zum erwachsenen Tom: Er war sich selbst der Beweis dafür! Ich ermunterte Tom, den Inneren Wächter und Beschützer des Babys zu suchen, den es ja zweifelsfrei gegeben haben muss. Die schützende Gestalt fand er neben dem Brutkasten und zeigte sie dem staunenden Baby. Gemeinsam mit seinem Wächter holte Tom das Kind aus dieser trostlosen Situation und band es sich selbst auf den Bauch, bis es ganz beruhigt und sicher einschlafen konnte (siehe auch »Heilen des Inneren Kindes«, Seite 176). Der Wächter war in diesem Fall die Kraft, die bei fehlender bewusster Kontrolle des Zustands das Überleben des Kindes überwachte.

Ob bei Narkosen in Operationen oder Gefahrensituationen: Wann immer Ihr Bewusstsein das Geschehen nicht beherrschen konnte, haben Innere Wächter- und Beschützeranteile bestmöglich für Ihr leibliches oder seelisches (Über-)Leben gesorgt – oft aktiv in das Geschehen eingreifend wie im ersten Beispiel, mitunter auch nur durch die tröstliche Anwesenheit wie in Toms Fall. Manche Menschen symbolisieren dafür eine Gestalt, die beide Funktionen ausfüllt: passives oder aktives Wachen sowie Beschützen und Verteidigen. Hierzu gehört auch die Aktivierung gesunder Aggression, die sich in Handlungsfähigkeit, Mut und sogar Angriffswut ausdrückt. Gibt es dafür einen eigenen Anteil (oder wie im Fall von Jonas ein ganzes Rudel), wird häufig auch vom Inneren Krieger oder Inneren Kämpfer gesprochen. Sie dürfen gespannt sein, wer oder was Ihnen in der Übung begegnen wird.

Zuvor aber wieder ein kurzer Auszug aus Fenjas Geschichte.

Sie fühlte sich ihrem eigenen bösen (Problem-)Anteil schutzlos ausgeliefert, der als innere Stimme ständig an ihrem Aussehen und der mangelnden Disziplin herummäkelte. Eine eigene mutige Innere Beschützergestalt zu haben, hatte sie bezweifelt. Ihr weiser Anteil hatte sie daraufhin in einen Zauberspiegel blicken lassen. Was sie dort erblickte und wenig später leibhaftig kennenlernte, verschlug ihr die Sprache:

Geblendet vom plötzlichen Tageslicht, kniff Fenja die Augen zusammen, als sie aus dem Dunkel trat. Bevor sie daher alles optisch erfassen konnte, vernahmen ihre Ohren zeitgleich mit einem metallischen Scheppern eine knorrige Stimme: »Oberst Snork von den Küstenzwergtrollen meldet sich mit seiner Armee gehorsam zu Diensten!«

Ihr kluger Freund war dicht neben sie getreten und seine zig Lachfalten vibrierten in einem breiten Lachen. »Soso, Küstenzwergtrolle also! Ich glaube, du weißt gar nicht, was alles in dir schlummert, oder? Jedenfalls kannst du nicht behaupten, dass diese wilde Bande hier nicht zu allem bereit erscheint!«

Vor ihnen stand der Anführer der urigen Gestalten, die kurz zuvor in der Höhle auf dem Spiegel aufgeblitzt waren. Kopf und Körper der drei Meter großen Trolle waren von einer blaugrün schimmernden Rüstung geschützt, die wie Fischschuppen im Sonnenlicht schillerten. Manche

Trolle benutzten nur große Äste als Prügel, andere wirbelten Ketten über sich und einige schwangen wie Messer, Säbel und Äxte gestaltete Waffen. Alles in allem wirkte die ganze Horde in der Tat nicht furchtsam. Fenja blickte nach oben in das Gesicht von Snork. Dessen gesamte Mimik drückte aus, dass dieser wilde Geselle loyal für sie durch dick und dünn gehen würde, und plötzlich bezweifelte sie nicht im Geringsten, dass er für sie auch seinen Tod riskieren würde!

ÜBUNG »DER INNERE WÄCHTER UND MUTIGE BESCHÜTZER«

Nimm entspannt Platz auf deinem bequemen Sessel, ruhig und sicher geschützt von den Wänden deines Zimmers, deines Hauses … Schließe die Augen oder blicke schräg vor dich … Gehe wie gewohnt in deine Zielvorstellung … Dein Innerer Freund und dein weiser Anteil sind gewiss schon in der Nähe, um dich auf deinem Weg zu begleiten. Bewusst, jetzt. Und unbewusst, immer … Begrüße sie und lasse dich zu deinem sicheren Wohlfühlort führen, den du auch immer in dir finden kannst … Bitte auf deinem Weg dorthin dein Unbewusstes um Unterstützung für diese Übung, jetzt … Um dann an deinem sicheren Inneren Ort anzukommen … Er empfängt und umhüllt dich wie ein altbekannter Urlaubsort, vertraut und erholsam … Gehe ganz in deine sinnliche Wahrnehmung, ohne dich anzustrengen … Fühle, rieche, höre, sieh in dich hinein, so, wie es für dich stimmig ist … Bis du das ruhige und wohlige Gefühl noch stärker spürst …

Lass einen Teil deiner Aufmerksamkeit nun herumschweifen an deinem sicheren Ort, sieh dich selbst darin, sicher und geborgen … Und bitte jetzt die schützenden Kräfte, die diesem Ort innewohnen, sich dir zu zeigen, als deinen aufmerksamen, beruhigenden, achtsamen Wächter und gleichsam als mutigen, kraftvollen Verteidiger und Beschützer … Vielleicht ist da ein Schutzengel? … Oder ein anderes schützendes Wesen? … Ist es eine männliche oder eine weibliche Kraft oder beides? … Wie schützt und behütet dein Wächter dich? … Legt er Hände oder Flügel um dich? … Einen schützenden Mantel? Oder hebt er dich empor auf eine wattige Wolke, die dich trägt, fern von allem? … Wie spürst du seine Anwesenheit im Körper? … Ist dein Wächter auch dein mutiger Verteidiger? … Oder gibt es eine andere Gestalt für deinen aktiven Schutz? … Vielleicht einen Inneren Krieger oder eine mutige Amazone? … Oder ist es ein ganzes Rudel, unerschrocken, stark und wehrhaft? … Loyal zu dir und immer bereit, alles für dich zu geben? …

Während du an deinem sicheren Inneren Ort umherschweifen und sehen kannst, wie du behütet und beschützt wirst, kannst du all diese Dinge erkennen … Folge einfach deinem Gefühl, das aus einem tiefen und reichen Wissen schöpfen kann … Das viel Erfahrung damit hat, so, wie du selbst schon vielfache Erfahrungen damit hast, beschützt zu sein … Haben musst … Du bist dir selbst der Beweis dafür. Manchmal hast du das vielleicht so nicht wahrgenommen, haben Angst, Schmerz oder Sorge dir den Blick verstellt auf deine Beschützer. Und darauf, dass du auch in den schlimmen Situationen immer beschützt und behütet warst. Bestmöglich, um zu überleben. Und nun, da du dein Bewusstsein dorthin lenkst,

kannst du das erkennen ... Vielleicht mit neuem Blick auf
alte Situationen schauen ... Jetzt erkennen, was bisher verborgen schien ... Begrüße den Wächter und den Beschützer
nun und danke ihnen, dass sie so gut auf dich achtgeben ...
Bitte sie, weiterhin gut für dein Wohl und deine Sicherheit
zu sorgen ... Unbewusst, immer. Und auch wenn du sie bewusst darum bittest, ab jetzt ... Denn du kannst diese Helfer nun bewusst aktivieren, sie mitnehmen in deinen Alltag.
So, wie auch die anderen Helfer dich in deinem Alltag begleiten ... Neben dir stehen oder gehen, hinter oder vor dir,
oder einen schützenden Kreis um dich bilden ... Wenn du
sie gut gebrauchen kannst. Alle zusammen ... Freundschaftliche Hilfe, weiser Rat und schützende Sicherheit ... Immer
für dich da, um von dir gefühlt und genutzt zu werden. Auf
deinem Weg ... Darum kannst du diese Übung nun beenden, in deinem eigenen Tempo, deiner eigenen Art und Weise ... Und deinem Unbewussten für die gute Unterstützung
danken ... Das dafür sorgen kann, dass sich all dies in dir
integriert, zu deinem tiefsten innersten Wohl ... Für dein
Wachstum und deine Gesundheit ... Atme tief und lass viel
Sauerstoff in alle deine Zellen ... Beginne dich zu bewegen,
vielleicht zu gähnen, dich wach zu räkeln ... Nimm jetzt die
Außenumgebung wahr ... Öffne dann wieder deine Augen.

Der kreative Innere Anteil, der Innere Lösungsanteil und weitere Ressourcen

Ihre wichtigsten Begleiter haben Sie nun kennengelernt,
um sich für die Auseinandersetzung mit einem proble-

matischen Anteil zu wappnen. In diesem Kapitel werde ich Sie erneut in Ihr Ressourcenhaus führen, um Ihre Helferschar um zwei weitere nützliche Ressourcen zu bereichern. Am Ende finden Sie außerdem eine Liste mit Kurzbeschreibung weiterer angeborener Ressourcen.

Zunächst aber zu den beiden erwähnten Anteilen: Ein *kreativer Innerer Anteil* ist Ihr Ideenbringer, wenn Sie feststecken. Ganz egal, ob Sie sich selbst als kreativ bezeichnen oder nicht – ohne eine gehörige Portion Kreativität hätten Sie es schon im Babyalter nicht sehr weit gebracht! Jede noch so winzige Alltagsherausforderung, für die Ihre gewohnten Lösungen nicht reichen, aktiviert ganz automatisch, also unbewusst, Ihre Kreativität. Sei es, dass Sie eine Flasche nicht mit bloßer Hand aufbekommen oder Ihr Chef drei Dinge auf einmal von Ihnen fordert: Ihr kreativer Anteil springt in diesen Momenten ein. Mitunter können Sie auch in Ihren Selbsthypnosen in eine Sackgasse geraten. Dieser Anteil kann dann sehr hilfreich dazu beitragen, dass es weitergeht.

Der *Innere Lösungsanteil* wiederum kennt alle relevanten Aspekte, die für die bestmögliche Lösung zu berücksichtigen sind, und kann sogar entscheidend zur Umsetzung dieser Lösung beitragen.

In Fenjas Fall handelte es sich bei ihrem Lösungsanteil nicht um eine symbolische Gestalt, sondern um einen Gegenstand, eine magische Kugel:
Eine glatte, graubläuliche Kugel von der Größe eines Tennisballes. Fenja hielt sie ruhig vor ihr Gesicht und

beobachtete fasziniert, wie sich in der kompakten Form plötzlich glasige Schlieren bildeten. Wie hypnotisiert starrte sie auf die sich wandelnden, wabernden Schleier. Ganz allmählich verfestigte sich in den Schleiern etwas. In jähem Schrecken ließ Fenja die Kugel fallen!

Aus der Kugel heraus starrten Fenja plötzlich die fiesen Augen des »Bösen«, ihres Problemteils, an. Diese Augen waren es, die von ihr Besitz ergriffen, wenn sie sich selbst abwertend in Schaufenstern und Spiegeln betrachtete. Den aus ihnen sprechenden Selbsthass konnte sie nicht kontrollieren. Nach dem ersten Schrecken riet ihr weiser Anteil, sie solle das Geheimnis dieser Kugel lüften. Dabei war sie auf die gemeinschaftliche Unterstützung ihrer Helfer angewiesen. Lesen Sie also, wie innere Anteile auf der Zauberwiese hilfreich zusammenwirken und wichtige Schritte begleiten:

»Beruhige dich, Fenja, dir ist ja nichts passiert«, tröstete ihr Kuschelmonster sie. »Erinnere dich: Versuchst du zu flüchten, gibt deine Angst dem Bösen nur mehr Macht. Diese Kugel ist doch eine wichtige Spur! Und bedenke bitte auch dies: Hast du gesehen, wie furchtlos Snork sie genommen und hineingesehen hat? Kannst du dich noch erinnern, was es mit Snork und seinen Kumpanen auf sich hat?«

Nach einem inneren Kampf dämmerte es langsam in Fenjas Bewusstsein. »Ich muss ihm noch mal in die Augen sehen, oder? Aber ihr helft mir, ja?«

Ein merkwürdiger Haufen saß da nun: Zuunterst mit angestrengt besorgtem Gesicht der behäbige Snork. Auf seinem rechten Oberschenkel das Kuschelmonster mit dem

*gütigsten, liebevollsten und ermutigendsten Blick, den er
in sein kluges Gesicht zaubern konnte. Sein linker Pelz-
arm lag beschützend um Fenja, die auf dem linken Troll-
bein saß. In beiden Händen hielt das so gestärkte Mädchen die steinerne Kugel und starrte sie an.*

Nach einer Weile sah sie quasi durch die Augen, denen
sie erstmals standhielt, hindurch Szenen, die ihr Hinweise auf die Geschichte ihres Problemanteils gaben. Ihr
weiser Anteil bezeichnete daraufhin die Kugel als »Lebenskugel«, die der Böse zu Anbeginn, als er selbst noch
freundlich und gut war, von einer liebevollen Gestalt erhalten hatte. Sie enthielt dabei neben der Entstehungsgeschichte auch die Liebe des Schenkenden. (Dies symbolisiert die gute Grundabsicht, die dieser Anteil anfangs
in Fenjas Leben einnehmen wollte. Im nächsten Kapitel
erfahren Sie noch mehr zu dieser wichtigen Dynamik.)
Durch diese ihr innewohnende Kraft, die sich wunder-
sam entfalten sollte, wurde die Kugel dann als Lösungsteil das wichtigste Utensil, um den Bösen zu transformie-
ren. Aber davon später mehr.

ÜBUNG »DER KREATIVE INNERE ANTEIL« UND »DER INNERE LÖSUNGSANTEIL«

Nimm deine gewohnte Selbsthypnosehaltung ein ... Stelle
dich mit ein paar tiefen Atemzügen darauf ein, nach innen
zu gehen, in deinem Tempo ... Mit geschlossenen Augen
oder schräg vor dich blickend ... Erfreue dich an deinem
Zielgefühl, das du ganz lebendig wahrnimmst, jetzt ... Wie

gut sich das anfühlt, immer weiter auf dieses schöne Ziel zu-
zugehen … Mit deinen Übungen … Immer bewusster wahrzunehmen, dass du gut begleitet bist … Von deinem Freund
und Helfer, deinem weisen Anteil und weiteren Helfern …
Bitte dein Unbewusstes um Unterstützung für die Übung,
jetzt … Um noch weitere hilfreiche innere Anteile zu finden … In deinem Ressourcenhaus, das du im Näherkommen
vielleicht schon erkennen kannst … Hat es sich bereits weiter
verändert, erneuert? … Durch deine guten Hausgeister, die
es in Ordnung bringen und halten? … Betritt es und schaue
dich um, was sich noch erneuert hat … Denn alles verändert
sich immer weiter. Unbewusst, und jetzt auch bewusst, da
du dich der Pflege und intensiven Nutzung deines Hauses
zugewandt hast. Womöglich nimmst du sogar jetzt erst wahr,
dass es da noch weitere Türen in deinem Haus gibt, die dir
bisher nicht aufgefallen waren … Vielleicht auch in einem
anderen Stockwerk … Auf einer Tür kannst du nun das Schild
des kreativen Teils finden … Deine Begleiter kennen sich gut
aus und zeigen dir die richtige Tür … Betritt den Raum …
Ist es ein Zimmer? … Oder eine ganze Landschaft? … Alles in diesem Raum kann deine Fantasie und Kreativität an-
regen. Die Gegenstände, Lebewesen, selbst die Luft … Der
Geist, der diesem Ort innewohnt, dein kreativer Teil erwartet
dich gewiss schon … Ist es eine Gestalt? … Oder ein anderes
Symbol deiner Kreativität? … Nimm Kontakt auf und danke dafür, dass er sich dir zeigt, nun, bewusst … Du hast seine Dienste schon vielfach in deinem Leben gut genutzt, von
Anfang an. Lass dir sagen oder zeigen, wie dieser Anteil sich
bisher bei dir bemerkbar macht … Danke ihm aufrichtig dafür … Bitte ihn nun um eine Botschaft oder ein Geschenk …

Womöglich kannst du auch jetzt gerade eine gute Idee gebrauchen … Um dann für dieses Mal weiterzugehen in den nächsten Raum, der ganz in der Nähe zu finden ist. Kreativität und Lösung liegen dicht beieinander … Der Raum deines Lösungsteils, der immer passend ist für dein Problem … Auch an dieser Tür gibt es das richtige Türschild, so kannst du wissen, durch welche Tür du gehen musst … Betritt nun den Raum und lass dich überraschen … Dein weiser Anteil und dein Freund und Helfer kennen auch diesen Ort sehr gut. Darin steht oder liegt der Teil für dich bereit. Ein Symbol, eine Gestalt oder ein Wesen, ein Geist, der diesem Ort innewohnt … Den du freundlich begrüßen und um eine erste Botschaft bitten kannst, jetzt … Berede mit dem Teil, was es im Moment zu besprechen gibt … Vielleicht bittest du ihn auch, nach seinem Vermögen etwas für dich vorzubereiten oder weiterzuentwickeln … Wovon er dir beim nächsten Kontakt berichten kann. Vielleicht muss auch dein weiser Anteil dir zeigen, wie du einen Anteil für dich nutzen kannst … Frage, wenn dir das unklar ist, einfach deine klugen Ratgeber … Dein weiser Anteil kann dir immer die richtige Tür, den Raum oder die Landschaft und den richtigen Teil zeigen … Verabschiede dich jetzt von diesem Anteil, den du auch immer wieder in dir finden kannst, in deinem Ressourcenhaus … So, wie du noch viele andere Helfer und hilfreiche Gegenstände in deinem Haus finden kannst … Wann immer du das brauchst, kannst du diese Übung für dich verwenden, um hinter weiteren Türen zusätzliche Hilfe zu finden. Die Schilder auf den Türen zeigen dir, was sich im Raum befindet … Betritt dann den Raum oder die Landschaft dahinter und nimm alles wahr, was darin zu finden ist … Zur Ergänzung … Zum Ganzwerden … Es ist alles bereit für dich. Aber nicht alles muss an einem Tag geschafft werden … Sodass du jetzt in deinem Tempo diese Übung beenden kannst … Um zu einem späteren Zeitpunkt wieder in dein Ressourcenhaus zurückzukehren … Lass dir etwas Zeit, entscheide, wo du die Trance gerne beenden möchtest … In deinem Haus oder an deinem sicheren Ort? … Danke deinem Unbewussten für die gute Unterstützung, jetzt … Atme tief und orientiere dich zurück … Nimm dein Sitzen wahr, die Umgebung in deiner Wohnung, die Außengeräusche … Mit jedem Atemzug voll prickelnd klarer Luft wirst du wieder frischer … Und bringst Bewegung in deinen Körper … Öffne wieder die Augen.

Den zweiten, offen formulierten Teil dieser Übung können Sie als Basis für Ihre eigene Ressourcensuche nutzen. Legen Sie zuvor fest, wen oder was Sie finden wollen. Ich empfehle einen weiteren Anteil pro Übung.
Im Folgenden finden Sie weitere bedeutsame Anteile, teils gestaltlich, aber auch Orte oder Gegenstände. Die Auflistung ist sicher unvollständig, aber sie basiert auf meiner hypnotherapeutischen Erfahrung bezüglich der Relevanz und Alltagstauglichkeit. Wählen Sie sie nach persönlicher Bedeutung aus oder lernen Sie einfach alle kennen.

▶ **Innerer Heiler:** Medizinhistorische Aufzeichnungen belegen, dass in allen Zeiten und kulturübergreifend ein tiefes Wissen um die eigene Gesundheit vorausgesetzt wurde. Die Gestalt des Inneren Heilers symbolisiert dieses Wissen. Am Ort der Heilung kann Ihnen der Innere Heiler Zaubertränke, Salben, Wickel, Massagen oder andere Heilmittel und Anwendungen zukommen lassen. Unter seiner Aufsicht können äußere Behandlungen wie Operationen von einem Inneren OP-Team unterstützt werden. Wenn beispielsweise bei einer Zahnentfernung von außen mit der Zange gezogen wird, kann Ihr Inneres Team von unten die Wurzeln lösen und schieben. Oder Ihr Inneres Gesundheitsteam optimiert bei notwendigen Maßnahmen mit möglichen Nebenwirkungen die erwünschten Effekte und schützt Organe vor schädlichen Nebenwirkungen (zum Beispiel bei einer Chemotherapie). Die Gesundheitstipps Ihres Inneren Heilers sollten Sie unbedingt befolgen. Bestimmt ist er es, der Ihnen beim zweiten Glas Wein rät, besser aufzuhören. (Hier muss Ihr Innerer Genießer vielleicht lernen, das eine Glas Wein mehr zu zelebrieren, damit er sich nicht übergangen fühlt.)

▶ **Innere Eltern:** Wenn Sie, vielleicht auch nur in mancherlei Hinsicht, mit den eigenen Eltern schlechte Erfahrungen gemacht haben, dann waren diese keine guten Repräsentanten des Naturprinzips von Elternschaft. In einem solchen Fall, oder auch als Waise, können Sie Ihr angeborenes Wissen darüber aktivieren. Innere Eltern nehmen Sie an, wie Sie sind, als fürsorgliche Begleiter ins Erwachsenenleben, respektvolle Unterstützer, die liebevoll Ihr Selbstbewusstsein fördern: Lebensklug und empathisch helfen sie Ihnen, Ihren eigenen Weg zu finden, und ermuntern Sie, sich und Ihrer Natur dabei zu vertrauen. Sie können Ihren gesamten Reifungs- und Heilungsprozess enorm bereichern. Möchten Sie beispielsweise ein Inneres Kind heilen, bedarf dieses Ihrer Fürsorgebereitschaft. Innere Eltern können dafür zunächst Sie als Erwachsenen stützen. Meine Patientin Jana wurde zum Beispiel in Hypnose von zwei liebevollen Inneren Eltern in einer kuscheligen Höhle, im »Mutterleib der Erde«, von hinten gehalten, während sie gleichzeitig ihr Inneres Kind vor sich umarmte. Dieses stärkende Bild half ihr, im eigenen Nehmen empathisch etwas weitergeben zu können. Der psychologische Fachausdruck dafür heißt »Reparenting«. Seien Sie sich selbst also bessere Eltern, als die eigenen es in Bezug auf Sie waren! Die Aktivierung der Inneren Eltern stärkt Ihre Kompetenz hierfür. Auch für die Erziehung echter eigener Kinder sind Innere Eltern nützliche Ratgeber.

‣ **Innere Weiblichkeit, Innere Männlichkeit:** Diese Anteile kennen sich aus mit Ihren männlichen und weiblichen Naturprinzipien und können zum Verständnis geschlechtsspezifischer Sichtweisen hilfreich sein. Jeder Mensch hat beide Anteile. Als Ratgeber für Beziehungskonflikte sind sie gleichermaßen wertvoll wie auch für die Entwicklung einer gesunden, natürlichen Sexualität. Im Idealfall sind es diese beiden Anteile, die sich in Partner und Partnerin gegenseitig erkennen und die Triebfeder für das Eingehen einer gesunden Beziehung darstellen.

‣ **Starkes Inneres Kind:** Dieser Anteil bewahrt alles Wissen über gesunde Kindlichkeit und damit alle angeborenen Eigenschaften, die im Idealfall die Reifungsprozesse in der Kindheit steuern. Dazu gehören

Spieltrieb, Neugier und Entdeckerfreude, sich Auspro-
bieren ohne Furcht vor Fehlern, starke Autonomie-
bestrebung ebenso wie das Wissen um die gesunde
Verbundenheit mit Eltern und Familie. Wurden diese
Dinge in der Kindheit unterdrückt, abgewertet oder
verletzt, zeigt sich dieses Innere Kind in der Seelenlandschaft oft sehr bockig. Immerhin wollte es Ihre
natürliche Entwicklung voranbringen, aber da Sie sich
an die einengenden Vorgaben anpassen mussten, fühlt
es sich von Ihnen verraten. Begegnen Sie ihm unbedingt freundlich und dankbar, denn all Ihre wunderbaren kindlichen Fähigkeiten und Eigenschaften hat es in
der Tiefe Ihres Unbewussten für Sie aufbewahrt. Sei-
en Sie geduldig wie Antoine de Saint-Exupérys kleiner
Prinz mit dem Fuchs, um das Vertrauen dieses Anteils
zurückzugewinnen. Indem Sie beispielsweise die da-
maligen »Unterdrücker« zur Rechenschaft ziehen (real
oder auch in Ihrer Selbsthypnose), weil Sie deren Feh-
ler nun sehen, können Sie das starke Innere Kind nach
und nach überzeugen, dass Sie es nicht noch einmal
verraten werden. Dann kann es für Sie ein kraftvoller
Partner werden. Aber Achtung: Starke Innere Kinder
sehen die Welt mit Kinderaugen, also müssen Sie mitunter die Ratschläge eines solchen Anteils vor der Be-
folgung mit Ihrem weisen Inneren Anteil erörtern.

▶ **Guter Geist der Familie:** Dieser Anteil entspricht der
Inneren Weisheit innerhalb des Familiensystems. So
wie diese strebt auch er eine naturgemäße Entwicklung
an. Er weiß alles über familiensystemische Wesensprinzipien, kennt Ihre Einbindung in Ihre Familie und

weiß, was dabei den natürlichen Aspekten entspricht oder was davon abweicht. Er ist immer dann der beste Ratgeber, wenn Ihr Problem innerhalb des Familienkontextes entstanden ist. Es ist sinnvoll, sowohl ihn als auch Ihre Innere Weisheit zu fragen, wer von beiden denn für Ihre Problemlösung die größte Kompetenz besitzt. Im Zweifel nehmen Sie immer beide mit.

▶ **Tod:** Diesen Archetyp müssen Sie definitiv nicht fürchten! Mit dem Tod in seiner symbolischen Gestalt erweitern Sie bestmöglich Ihre Perspektive auf ein aktuelles Problem, ja sogar auf Ihre gesamte Lebensführung: »Das Leben vom Tod her leben« beschreibt das treffend. Im Angesicht des eigenen Todes bekommt alles eine andere Wertigkeit. Da niemand ihm ausweichen oder gar entkommen kann, ist er der kompromissloseste Anwalt Ihrer Entscheidungen. Er lässt sich nicht durch Ängste oder fadenscheinige Ausreden austricksen und hilft Ihnen, eigene Vermeidungsstrategien zu durchschauen. Patienten, die sich in Hypnose vom Tod anrühren lassen, stellen fest, dass seine Hand nicht eiskalt, sondern warm und freundlich ist. Angst vor dem Tod ist häufig die Angst vor dem »falschen Tod«: Sie entspricht der Angst, zu sterben, bevor Sie als Sie selbst gelebt haben. Somit kann Sie der »echte Tod« als symbolische Gestalt auf dem Weg zu selbstkonformem Leben sehr gut beraten und unterstützen.

▶ **Hüter des Lebens:** Er ist der erhabenste Wächter Ihrer gesamten Existenz, der Bewahrer des »Mysteriums Leben«. Manchmal waren traumatische Erlebnisse dermaßen erschütternd, dass das gesamte Weltbild zerbrochen zu sein scheint. Keine der gemachten Erfahrungen entsprachen den von Geburt an erwarteten Naturprinzipien; übermächtiger Schmerz in einer Welt von Lieblosigkeit, Missachtung, körperlicher und seelischer Verletzung können zu völliger Hoffnungslosigkeit und Verzweiflung geführt haben. Als eine der Folgen kann nichts und niemandem noch Vertrauen entgegengebracht werden. Etwas Wunderbares wie eigene Innere Ressourcenanteile sind dann gar nicht denkbar und werden, obwohl sie in der Tiefe existieren, nicht gefunden. Der Hüter des Lebens kann dann die einzige Kraft sein, an die ein Mensch noch zweifelsfrei glauben kann, denn das eigene Leben ist der Beweis dieses Prinzips. Wenn also kein anderer Anteil vorstellbar ist, kann der Zugang zu dieser symbolischen Gestalt helfen, schrittweise wieder Vertrauen aufzubauen und nach und nach auch andere Ressourcen finden zu können. Fühlen Sie sich jedoch von meiner Beschreibung solch schlimmer Erfahrungen angesprochen, muss ich Ihnen dringend raten, sich ergänzend zur Lektüre dieses Buches an einen sachkundigen selbstorganisatorischen Hypnotherapeuten in Ihrer Nähe zu wenden (siehe Hinweis am Ende des Buches), da dieser auch behutsame traumatherapeutische Techniken beherrscht.

▶ **Innerer Gott (Spiritualität):** Wenngleich die Bezeichnung der Tradition unseres Kulturkreises folgt, verkörpert dieser Archetyp symbolisch Ihre gesamte Spiritualität. Ein Mensch kommt mit spirituellen Grundprinzipien zur Welt, nicht aber mit einer angeborenen Religion. Kommen Sie mit Ihrem Inneren Gott in Kontakt, kann das eine tief berührende Erfahrung von Verbundenheit mit einer allumfassenden, höheren Ganzheit sein. Sie erkennen ihn daran, dass er Sie befreit und nicht einengt, er straft nicht und vermittelt kein Schuldgefühl, sondern belässt Sie in Ihrer Natürlichkeit und Autonomie. Er greift nicht willkürlich in Ihr Leben ein, ist weder Lenker der Weltgeschicke noch der persönlichen Lebensdramen. Im Kontakt mit Ihrem Inneren Gott fühlen Sie sich frei und geborgen in Ihrem ganzen Sein. Er kann Sie bei ungesunden Erfahrungen mit Religion und Glauben gut beraten. Als Symbole tauchen bei meinen Patienten häufiger Jesus oder Buddha auf, sofern sie damit gesunde Glaubenserfahrungen verbinden. Auch als Licht oder Lichtwesen erscheint der Innere Gott oft oder aber es wird nur das Gefühl einer allumfassenden Präsenz dieser spirituellen Kraft wahrgenommen.

▶ **Innerer Freudebringer:** Da Lebensfreude ein hohes Gut darstellt und doch so vielen Menschen abhandengekommen ist, erwähne ich die Möglichkeit, Ihren Inneren Freudebringer zu aktivieren. Vielleicht ist es Ihr starkes Inneres Kind, ein anderer Ihnen bereits bekannter Anteil oder Sie finden eine eigene Gestalt dafür in Ihrem Ressourcenhaus. In jedem Fall ist es sehr bereichernd, diesem Anteil im Leben (wieder) mehr Raum und Beachtung zu geben. Schicken Sie all Ihre Inneren Selbstbemitleider, Trübsalbläser, Nörgler und Pessimisten mal in Kur zu Ihrem Inneren Heiler und gehen Sie eine Zeit lang mit Ihrem Inneren Freudebringer durch Ihren Alltag. Sehen Sie so die Welt bewusst aus seinen

Augen und stellen Sie erstaunt fest: Es gibt so viele Dinge, über die Sie sich freuen können, wenn Sie Ihr Bewusstsein nur darauf lenken. Probieren Sie es aus!

❭ **Gewachsene Kompetenzanteile:** Bei diesen handelt es sich nicht um angeborene, archetypische Ressourcenteile, sondern sie sind im Laufe des Lebens gewachsen wie zum Beispiel mein Innerer Autor. Ständig lernen Sie Neues: In Schule, Studium, Beruf, im Rahmen sportlicher oder anderer Hobbys, überall entwickeln Sie sich weiter und stellen sich ganz spezifischen Herausforderungen. Kompetenzanteile ermöglichen Ihr jeweiliges Handlungsoptimum. Daher möchte ich Sie dazu animieren, in Ihrem Ressourcenhaus auf Entdeckertour zu gehen: Finden Sie Innere Skifahrer, Fußballer, Vortragsredner, Englisch-, Spanisch- oder sonstige Sprachspezialisten, Köche, Fitnesstrainer, Finanzberater, Hundeversteher und was sonst für Sie wichtig sein könnte! Machen Sie dann die allererste Übung (VAKOG, siehe Seite 27) für Ihr optimales Ziel unter Aktivierung des entsprechenden Kompetenzanteils, also zum Beispiel: »Ich habe einen wunderbaren, mitreißenden Vortrag gehalten, mich dabei sehr wohl gefühlt und mein Publikum ist begeistert.« Setzen Sie dafür auch einen eigenen Anker. Wenn Sie dann ans Üben gehen (zum Beispiel eine Sprache erlernen oder den Vortrag erarbeiten wollen), aktivieren Sie unmittelbar davor in einer kurzen Selbsthypnose Ihr Zielbild. Stellen Sie sich dann vor, wie Sie dem Kompetenzanteil die Führung übergeben. Dieser kann entweder neben oder bei Ihnen sein und Sie innerlich beraten, er kann aber auch situativ und in diesem Fall bewusst und gewollt den kompletten Sitz Ihres Bewusstseins übernehmen. Dann »haben« Sie nicht nur einen optimalen Inneren Skifahrer, sondern »sind« in dem Moment der optimale Innere Skifahrer! Und noch etwas Wunderbares können Sie mit Ihren Inneren Fachleuten machen: Wenn Ihnen mal wieder gleichzeitig vier verschiedene Dinge durch den Kopf gehen, die am besten alle auf einmal erledigt werden sollten, können Sie sich zwar nicht äußerlich vierteilen, aber innerlich: Weisen Sie doch jedem Ihrer Inneren Fachanteile die zu ihm passende Aufgabe zu! Das ist so, als würden Sie an Ihre Mitarbeiter im Büro unterschiedliche Aufgaben verteilen, um die sie sich unabhängig voneinander kümmern sollen. Der Innere Vortragsredner sammelt schon mal Ideen für die Präsentation nächste Woche, während sich die Innere Hausfrau mit der Einkaufsliste für die Mittagspause beschäftigen soll. Gleichzeitig kann sich der mütterliche Anteil Gedanken machen, wie der Liebeskummer der Tochter am Abend am besten zu trösten sein wird. Sie verteilen *bewusst* die Aufgaben, die Anteile kümmern sich *unbewusst* weiter darum! Verteilt und aus dem Sinn! Und wenn es dann an der (richtigen) Zeit dafür ist, können diese Ihnen das Ergebnis der unbewussten Vorarbeit präsentieren. Dann haben Sie Ihre Einkaufsliste tatsächlich erst kurz vor Betreten des Supermarktes im Kopf und nicht schon die ganze Zeit vorher störend neben der Arbeit daran gedacht. Probieren Sie es aus, mit etwas Übung funktioniert das besser und besser – und entlastet ungemein!

▶ **Ressourcen-Schatzkiste:** Hinter einer Tür Ihres Ressourcenhauses finden Sie einen Raum oder eine Landschaft, wo eine wunderbare Schatzkiste für Sie bereitsteht. Sie enthält all das, was Sie gut gebrauchen können, was nicht unbedingt in einem anderen speziellen Ressourcen-Raum zu finden ist. Lassen Sie sich überraschen, ich bin sicher, dass Sie immer wieder Neues darin entdecken können, denn das, was Sie finden, folgt Ihren aktuellen Bedürfnissen. Gewiss gibt es darin symbolische Gegenstände, mitunter auch einen damit verbundenen gestaltlichen Anteil. Lassen Sie sich durch einige Dinge, die meine Patienten schon in ihrer Schatzkiste gefunden haben, inspirieren: spezielle Ausrüstungen für brisante Begegnungen mit Problemanteilen; eine Fackel für den Hoffnungsschimmer in der Dunkelheit; einen Schlüssel zum eigenen Herzen; Steine und Kristalle für Zuversicht, Selbstvertrauen und Ähnliches; ein Zauberbuch mit immer passenden Ratschlägen; einen Zauberstab zur Überwindung eines hinderlichen Problems, inklusive dazu passendem Zauberer; einen Zauberspiegel oder eine Kristallkugel, die bislang Verborgenes zeigen können – diese Liste könnte ich endlos weiterschreiben. Mit diesen Symbolen stellt Ihr Unbewusstes Ihnen Werkzeuge zur Verfügung, die Sie in der Realität Ihrer Vorstellung benutzen sollten, um Erkenntnisse und Lösungen zunächst auch dort voranzubringen. Lösen Sie Ihr Problem auf der Symbolebene, gehen damit Veränderungen in Ihrem emotionalen Bewertungsfilter einher. Diese führen früher oder später zwangsläufig zu alltagsreal spürbaren Veränderungen, vorausgesetzt, Sie waren mit Ihrer sinnlichen Wahrnehmung bei der Sache. Wenn Sie sich nicht darüber klar sind, was Sie mit einem Symbol anfangen sollen, fragen Sie in die Runde Ihrer Inneren Helfer: Wenn es Ihr weiser Anteil nicht sagen kann, weiß es vielleicht das starke Innere Kind. Oder Ihr Innerer Heiler hat die passende Idee dazu. Sie merken: Es ist ratsam, einen umfassenden Inneren Beraterstab um sich zu versammeln – je mehr, desto besser! Und scheuen Sie sich nicht, eigenen Ideen nachzugehen. Vielleicht stellen Sie ja fest, Sie brauchen einen Inneren Geistesblitze-Werfer, eine Zeitmaschine oder etwas ganz anderes. Was hilft, ist gut und richtig und kann Sie nur bereichern!

Verbieter, Saboteure und Widerständler: die Erfolgsverhinderer

Sie sind hoch motiviert, kommen aber dennoch nicht voran? Bilder vernebeln oder entstehen erst gar nicht, die Konzentration versagt, Anteile reden nicht mit Ihnen? Diese und ähnliche Phänomene sind deutliche Zeichen, dass Sie mindestens einen Erfolgsverhinderer-Anteil in sich haben.

Wichtige Hinweise geben diese bereits in der Art und Weise, wie sie Ihr Weiterkommen blockieren und welche Reaktionen das bei Ihnen hervorruft: Werden Sie ungeduldig oder sogar sauer? Auf wen oder was? Auf sich selbst? Bekommen Sie ein mulmiges, beklemmendes Ge-

fühl (»Was kommt da wohl hoch?«)? Gibt es eine Kör-
perreaktion? Fühlen Sie sich ungerecht behandelt (»Bei
anderen klappt das bestimmt, nur bei mir nicht!«)?
Verständlich, wenn Sie enttäuscht sind oder sich ärgern,
darum möchte ich in diesem Kapitel zeigen, wie Sie damit umgehen können. Dazu ist es sinnvoll zu wissen, wie
solche Anteile entstehen. Mit diesem Verständnis werden
Sie eher in der Lage sein, konstruktiv zu verhandeln, damit sie Ihnen den Weg zum Erfolg freigeben. Machen Sie
sich zunächst bitte erneut klar, was Sie von einem Anteil,
also auch einem hinderlichen, wissen:

▶ Er hat eine Entstehungsgeschichte.
▶ Er kann als Introjekt eine Haltung oder Ansicht von
jemandem repräsentieren, der oder die viel Einfluss
auf Sie hatte oder noch hat (ein Elternteil, Partner/in,
Familie, Glaubensgemeinschaft etc.).
▶ Er hat eine gute Absicht – zumindest gab es diese bei
seiner Entstehung.
▶ Jeder Anteil ist wie ein Werkzeug: Er kann nur *eine*
Sache, und die macht er so lange, bis er durch ein überzeugend besseres Werkzeug (einen zeitgemäßeren, hilf-
reicheren Anteil) abgelöst wird.

Zum Verständnis der Zusammenhänge möchte ich nun
die wichtigsten Aspekte der einzelnen Verhinderer be-
leuchten. Ich beschränke mich dabei auf die häufigsten:
Verbote, Saboteure und Widerstände. Ihr Unbewusstes
weiß gut, womit genau Sie es zu tun haben.
Bitten Sie zuerst ganz bewusst Ihren guten Geist des

Buches um besondere Aufmerksamkeit und machen Sie
sich klar: Wenn Ihr angestrebtes Ziel gemäß Ihres gesunden Menschenverstandes natürlicherweise erreichbar
und gesund ist, dann gehört es zu Ihrem angestammten
Geburtsrecht, ein solches Ziel auch erreichen zu können!
Bitten Sie also vor dem Weiterlesen noch einmal kurz:
»Unbewusstes, prüfe die folgenden Texte auf Relevanz
für mich und lasse mich beim Lesen erkennen, ob ich einen Erfolgsverbieter, einen Saboteur und/oder einen Erfolgswiderstand habe.« Wiederholen Sie diesen Satz im
Geiste, jetzt.
Hervorgehoben sind in den jeweiligen Texten diesmal
keine Selbsthypnose-Übungen, sondern rationale, pragmatische Empfehlungen, wie Sie auch ohne Visualisierung eine Klärung herbeiführen können.

Erfolgsverbote

Verbote berühren auf einer existenziellen Ebene die Frage: Dürfen Sie in allen Bereichen als der Mensch leben,
der Sie natürlicherweise sind? Sie beginnen immer mit einem »Du sollst nicht« und können sich auf einzelne Lebensaspekte beziehen oder aber gar Ihr komplettes Sein
umfassen. Verbote sind oft sinnvoll und von daher nachvollziehbar, da der Mensch im sozialen Miteinander mo-
ralischer Grundwerte und Regeln bedarf. Sie sichern den
sozialen Lebensrahmen und ermöglichen in Zeiten ohne
Krieg und Mangel eine autonome Entwicklung.
Eines solchen Sinnes jedoch entbehren Verbote, die aus
einem unreifen und unnatürlichen Kontext heraus ver-

mittelt werden. Mein 58-jähriger Patient Rolf beispielsweise hätte nach dem Wunsch der Mutter ein Mädchen
sein sollen. Von klein auf vermittelte sie dies in subtilen,
nonverbalen Botschaften und behinderte Rolfs normale,
männliche Entwicklung. In späteren Jahren litt Rolf unter Beziehungskonflikten, da die Wut auf seine Mutter
immer wieder in Form von Aggressionen gegenüber
Frauen aus ihm herausbrach. Das gefühlte Verbot »Du
sollst kein Mann sein« dominierte wie in Stein gemei-
ßelt sein Leben. Seine aktuelle Beziehung wurde erst gut,
als er sich von diesem Verbot gelöst, seine Männlichkeit
selbst akzeptiert und mit gesundem Ausdruck in sein Leben integriert hatte.

Dieses Beispiel macht einige wichtige psychodynamische
Aspekte deutlich: Ein Kind ist so, wie es ist: mit allen
angeborenen, natürlichen Wesensanlagen, und es ist *immer* gut so, wie es ist. Es fühlt sich selbst als völlig normal und hinterfragt das nicht. Im Gegenteil: Es benötigt
die Bestätigung von außen, dass es in diesem Sosein gut
und richtig ist. Willkürliche Verbote jedoch, die Aspekte seines natürlichen Seins treffen, begründen durch den
Soll-Ist-Abgleich im Kind einen massiven Konflikt. Da,
wie immer im Falle existenzieller Abhängigkeit, die Regeln der Versorger gelten, muss das Verbot befolgt werden, solange die Abhängigkeit währt. Dies gilt im Übrigen nicht nur für Kinder: Unnatürliche Verbote von
Vorgesetzten, Ehepartnern, der Glaubensgemeinschaft
etc. werden je nach Abhängigkeitsgefühl befolgt, denn
andernfalls drohen Arbeitsplatzverlust, Scheitern der Beziehung, Ausgrenzung oder Schlimmeres. Diese Angst

wiegt schwer, sodass ein Befolgen des Verbotes Schutz vor den gefürchteten Folgen darstellt. Der verbietende Anteil in Ihnen sagt also ständig: »Befolge das Verbot, sonst kommt es noch viel schlimmer!« Erkennen Sie die gute Absicht? Dafür gebührt dem Inneren Verbieter Dank, denn er möchte Sie vor großer Bedrohung bewahren – sei sie realistisch oder nur fantasiert!

Nun gilt es also, diesem Verbieter zu beweisen, dass Sie über bessere Schutzstrategien verfügen. Sollten Sie, wie im Falle meines Patientenbeispiels, als Erwachsener noch immer ein Kindheitsverbot befolgen, gelingt das Lösen leichter: Da Sie längst nicht mehr existenziell abhängig sind, können Sie dem Inneren Verbieter, der ja nur einen hilflosen kindlichen Anteil schützen will, zeigen, dass die Zeiten sich geändert haben. Sie verfügen jetzt über erwachsene Lebenserfahrungen, können Ihre eigenen Regeln bestimmen und vermögen den Unsinn des Verbotes aus einer viel reiferen Perspektive zu hinterfragen. Machen Sie sich also Ihre erwachsenen Ressourcen(anteile) bewusst! Der Verbieter wird den Weg freigeben, wenn Sie ihm glaubhaft vermitteln, dass Sie kein kindliches Abhängigkeitsverhältnis mehr gegenüber dem ursprünglichen Verbots-Vermittler fühlen – also auch nicht mehr um dessen Liebe, Anerkennung und Schutz ringen!

Fühlen Sie allerdings aktuell noch Abhängigkeit, kann es schwieriger sein, sich aus dem Verbot zu lösen. Vergleichbares gilt übrigens auch für Gebote oder Aufträge, beispielsweise aus dem Familiensystem. Diese beginnen immer mit einem »Du sollst« oder »Du bist dazu da, um …«. Hier muss die Lösung Ihres inneren Konfliktes einhergehen mit notwendigen, realen Entwicklungen. Beispiele aus verschiedenen Verbotsrahmen könnten sein:

▶ Du sollst keine eigene Meinung haben/aufbegehren (der Chef/Ehepartner hat immer recht!).
▶ Du sollst keinen Sex (außerhalb der Ehe) wollen (Glaubensgemeinschaft, Gottesbild).
▶ Du sollst keine Aggressionen haben/zeigen (das heißt: Du darfst dich nicht schützen!).
▶ Du sollst nicht sein (zum Beispiel eine überlebte Abtreibung)!
▶ Du sollst das Familienthema X wichtiger nehmen als dich selbst (Familiengebot/Auftrag/Versprechen am Totenbett).

Mitunter reicht es auch hier, sich in Kontakt mit erwachsenen Ressourcenanteilen zu bringen, sofern Sie schon einige gefunden haben, die Ihnen zu Selbstreflexion, einer selbstbewussteren Haltung und somit auch Ausstrahlung verhelfen. Unter Umständen müssen jedoch echte, mutige Veränderungsschritte gegangen werden, um sich aus dem ungesunden Verbotsrahmen zu befreien. Hierzu empfiehlt es sich, alle für den Prozess relevanten Anteile zur Krisenberatung an eine Art Inneren Besprechungstisch zu bitten. Dazu gehört Ihr Innerer Verbieter genauso wie der angstvolle Anteil, den er beschützt, aber auch die Innere Weisheit, ein kreativer Ideenanteil und eventuell noch andere.

Der berühmte Walt Disney hat fast alle seine Herausforderungen mit drei solchen Anteilen in inneren Dialogen geklärt. Sein innerer Krisenstab bestand aus einem Visionär, einem Bedenkenträger und einem Planer.

Ich stelle Ihnen nun eine daran angelehnte Variante der Klärung eines Verbotes vor. **Wenn es Ihnen schwerfällt, eine solche Besprechung in der Vorstellung abzuhalten, nehmen Sie ein Blatt Papier und ordnen Sie die Anteile, die für die Lösung Ihres speziellen Problems relevant sein könnten, um einen gemalten Tisch herum an. Selbst wenn Sie diese Anteile noch gar nicht in sich gefunden haben, können Sie durch Überlegen herausfinden, wer bei Ihren Inneren Dialogen oder Körpersignalen welche Position vertritt. Der Verbieter sagt »Du sollst nicht …«. Dabei können Sie bereits überlegen, ob das wohl auf Ihrem eigenen Mist gewachsen ist oder vielleicht jemand anders (früher schon?) vermittelt hat. Das gewünschte Ziel schreiben Sie auf den Tisch, formuliert als angestrebtes Ziel und mit dem konkreten Bezug zu dem gefühlten Verbot (zum Beispiel: »Ich darf meine Meinung äußern und mich für mich einsetzen.«). Bitten Sie Ihr Unbewusstes dann um gute Unterstützung und schreiben Sie die Argumente der einzelnen Anteile auf: Wer sagt was?**

Ihr Verbots-Befolgeranteil könnte sagen: »Wenn ich mich verteidige, dann wird mein Chef sehr laut! Das schüchtert mich ein und womöglich verliere ich sogar den Job!« Versuchen Sie dabei zu erspüren, ob Sie sich in der Einschüchterung kindlich fühlen – das verweist häufig darauf, dass Sie dieses Gefühl bereits als Kind kannten. Der Verbots-Befolger in Ihnen schützt in diesem Fall ziemlich sicher ein angstvolles Inneres Kind, das von Ihnen erwachsene Hilfe benötigt.

Ein diplomatischer Anteil könnte sagen: »Es kommt beim Chef darauf an, wie du das sagst! Sammle vor dem Gespräch gute Argumente und finde den richtigen Zeitpunkt. Schmiere ihm vielleicht ein bisschen Honig um den Bart, das macht ihn sanfter (oder tue gerade das bloß nicht!). Und sprich nicht gleich alles auf einmal an, erst mal das Wichtige …«

Ein Innerer Planer wie bei Disney könnte unter Einbezug aller Schreckensszenarien sehr pragmatische Handlungsschritte vorschlagen.

Der Mut-Anteil könnte sagen: »Was kann er dir schon anhaben? Hat er denn schon mal mit Rauswurf gedroht? Das weißt du gar nicht. Und wenn schon: Willst du etwa bis zum Ende so, mit Angst, arbeiten? Es gibt noch andere Jobs …« Wenn er nicht so nett zu Ihnen ist, könnte er sogar muskelspielend und abwertend sagen: »Stell dich nicht so an, du Weichei!«

Und so weiter. Es ist dabei sinnvoll, einen fiktiven Diskussionsleiter zu haben, der alle Argumente aus einer höheren Perspektive ansehen kann. Das kann ein »uraltes Ich«, ein weiser Anteil oder sogar der »Tod« sein. Selbst, wenn Sie diese Anteile noch nicht in sich visualisiert haben, kennen Sie aus den entsprechenden Kapiteln deren Kompetenzen. Überlegen Sie ganz rational, was diese Ihnen wohl aus ihrer Perspektive raten würden, und schreiben Sie auch deren mögliche Argumente auf. Solche Anteile können aus ihrer höheren Sicht Sinn und Unsinn des Verbotes erkennen.

Möglicherweise erfordert Ihr Erkenntnis- und Veränderungsprozess hierfür mehrere Anläufe nach diesem

Prinzip. Letztlich jedoch wird Ihnen so deutlicher werden, ob und wie Sie den Verbotsrahmen zu Ihrem Wohl umgestalten und damit Ihren Inneren Verbieter auflösen können. Dies ist wesentlich, denn Ihre Ziele können Sie erst realisieren, wenn Sie Sie selbst sein dürfen, in allen Lebensbereichen und als Gesamtpersönlichkeit, und zwar so, wie die Natur Sie gemacht und gedacht hat und nicht etwa, wie Menschen Ihnen das vorgegeben haben!

Erfolgssaboteure

Selbstsaboteure entstehen aus einer ursprünglich zutiefst gesunden Wut heraus. Da wir in einer überaus wutgehemmten Gesellschaft leben, die gerne alle Äußerungen von Aggression ablehnt, muss ich zum besseren Verständnis zunächst eine Bresche für diese Emotion schlagen: Die Natur hat jedes Lebewesen mit eigenen, biologischen Selbstverteidigungsmechanismen ausgestattet, die bei Bedrohung aktiviert werden. Die Sprache drückt bildhaft aus, was biologisch geschieht, wenn ein Mensch sich gegen gefühltes Unrecht verteidigen möchte: die Miene verfinstert sich, er bläst sich auf, platzt gleich – all das, um mithilfe der Wuthormone den Körper in eine gute Verteidigungshaltung zu bringen. Drohgebärden zur Stärkedemonstration, die deutlich machen sollen: »Du kannst mir nichts anhaben, ich wehre mich!«

Die natürliche Wut kommt also im Ursprung als Freund für den Bedrohten daher und wird, situativ angemessen stark ausgeprägt, das erwünschte Ergebnis herbeiführen – mitunter reicht ja schon das Drohen, um den

Gegner zu überzeugen! Ob das jedoch erfolgreich sein kann, hängt vom Kräfte- und Abhängigkeitsverhältnis ab. Ist der Angreifer, der jemandem ein gefühltes Unrecht zufügt, körperlich oder sozial machtvoller als der Angegriffene, können dessen Selbstverteidigungsstrategien nicht greifen.

Meine Patientin Ruth zum Beispiel durfte als Kind zu Hause niemals laut sein, da der tyrannische Vater seine Ruhe wollte. Sie musste ihre kindliche Energie unterdrücken, was eine ganz natürliche Wut erzeugt hatte. Da sie auch in der Mutter keine Unterstützung fand, musste sie die Situation ertragen und ihre Wut für sich behalten. Sie war viel zu klein, um sich selbst für ihre eigenen Kinderrechte einsetzen zu können. Ihr wütender Anteil forderte sie als innere Stimme jedoch fortwährend auf: »Wehr dich! Das ist doch ungerecht!« Daneben gab es mindestens einen Anteil, der die Aussichtslosigkeit einer Gegenwehr sah und der sogar erkannte, dass die Konsequenzen einer Gegenwehr noch schmerzlicher wären: Womöglich wäre sie mit Liebesentzug, also Bindungsverlust, bestraft worden. Wut ist jedoch eine kraftvolle Energie und braucht eine Richtung: Im Ursprung gegen jemanden oder etwas anderes gerichtet, bleibt sie, da sie sich nicht nach außen hin entladen kann, in der Person und beginnt, sich gegen diese selbst zu wenden. Der wütende Anteil fühlt sich sozusagen von der Person verraten, nach dem Motto: »Ich komme dir zu Hilfe und du bremst mich aus! Das macht mich erst recht wütend, und zwar auf dich!« Die gesunde Aggression ist zur Selbstaggression geworden und bleibt als stetige Kampfhaltung gegen sich selbst bestehen.

Psychische oder körperliche Symptome greifen die Symbolik dieses unterschwellig aggressiven Geschehens auf. Psychodynamisch sind daher Erkrankungen wie chronische Entzündungen, Autoimmunerkrankungen oder Allergien saboteurverdächtig. Typischerweise werden Menschen durch das Wirken eines Saboteurs nicht wirklich von der Gestaltung ihres normalen Alltagslebens abgehalten, aber sie empfinden ständig Steine im Weg. Sie sind dann nicht nur über diese Blockierungen wütend, sondern vor allem auf sich selbst, weil sie diese bislang nicht überwunden haben.

Ein Saboteur möchte als ursprünglich gute Kraft gewürdigt werden. Er verlangt meistens, nun endlich tun zu dürfen, was er von Anfang an wollte: den Verletzer Ihrer natürlichen Rechte in seine Schranken weisen! Mit aller Gewalt und unter Umständen sehr brutal. Diese Forderung zu erfüllen kommt einer Befreiung Ihrer natürlichen Aggression gleich.

Um Missverständnissen vorzubeugen: Ich bin gewiss keine Befürworterin des dumpfen Draufhauens! Ein Gewalttäter, der einen Wehrlosen malträtiert, handelt selbstverständlich unrecht. Jedoch: Jede (!) Aggression entstand ursprünglich als natürliche Abwehrstrategie gegen ein gefühltes Unrecht, sei dieses real oder auch nur als Unrecht im eigenen Bewertungssystem so eingeordnet worden. Musste der spätere Gewalttäter sich als Kind selbst schwach erleben, hat er später entschieden, lieber selbst draufzuhauen, bevor er noch einmal so leiden muss. Und zwar gerade auf Schwache und Wehrlose, denn diese Eigenschaften verabscheut er ja auch in

sich selbst am meisten. Das ist zweifelsohne keine sozial-
verträgliche Bewältigungsstrategie. Aber einen Saboteur
in (Selbst-)Hypnose aufzulösen bedeutet, ihn zunächst
in seiner *ursprünglich* guten Absicht zu würdigen. Dies
geschieht *nicht* in der Alltagsrealität, sondern in der
Realität der Vorstellung. Die ursprüngliche Situation
muss geheilt und der Unrecht-Täter da zur Rechenschaft
gezogen werden, wo das Unrecht stattgefunden hat. Dies
tun aggressive Anteile nun mal aggressiv!
Je nach Ausmaß des gefühlten Unrechts kann es also
sein, dass Ihr Saboteur als höchst brutaler, sogar mörderischer Anteil in Ihnen steckt, der über die Jahre des
Zurückgehaltenwerdens immer mehr gewachsen ist. Das
zu erkennen oder auch nur zu erahnen macht oft Angst,
denn eine so große Aggression zu befreien hieße ja vordergründig, mindestens so schlimm zu handeln wie der
Unrecht-Täter. Vielleicht müssen Sie sich also zuvor von
einer Hemmung gegenüber einer solch aggressiven gedanklichen Vorgehensweise befreien, wozu meine Aus-
führungen zu Erfolgsverboten und Erfolgswiderständen
dienlich sind. Denn haben Sie diesen Schritt geschafft
und Ihrem Saboteur mit voller Überzeugung gestattet, *in
Ihrer Vorstellung* zu tun, was er immer schon für Sie tun
wollte, werden Sie überrascht sein, wie ein furchterre-
gender, angriffslustiger Anteil in Ihnen dann handzahm
wird. Das ist eine wunderbare Erfahrung, fortan nämlich
wird Ihre gesunde Aggression als natürliche Ressource
wieder zu Ihrer Verfügung stehen – genauso angemessen,
wie es die jeweilige Situation erfordert!
Sollten Sie sich also in Ihrer Blockade vor allem mit Wut

auf sich selbst konfrontieren, ist das ein Indiz auf das Vorhandensein eines Saboteurs. Folgendes Vorgehen kann Ihnen weiterhelfen:

Nehmen Sie ein Blatt Papier, bitten Sie Ihr Unbewusstes um Unterstützung und schreiben Sie zuoberst Ihr formuliertes Ziel. Bitten Sie Ihr Unbewusstes um Unterstützung und malen Sie nun den Wutanteil auf, wie er Ihnen gegenübersteht und Sie beim Erreichen dieses Ziels behindert. Sie müssen dazu kein Künstler sein, Ihr Unbewusstes wird Sie die wichtigen Attribute schon erkenntlich malen lassen.

Beantworten Sie sich dann folgende Fragen: Ist der Saboteur zu hundert Prozent feindlich? Oder erkenne ich bereits einen freundlichen Aspekt an ihm? Wie lange kenne ich diese Wut auf mich selbst bereits?

Das gibt Ihnen wahrscheinlich eine Idee für die Entstehungssituation und damit Hinweise, auf wen sich Ihre Wut ursprünglich gerichtet hatte. Malen Sie nun auch für diese frühere Situation Ihr damaliges Ich und den wütenden Anteil, wie er Sie verteidigen wollte. War er schon so groß wie heute? Oder ist er mit den Jahren gewachsen?

Der Saboteur ist wütend auf Sie geworden, weil Sie sein Verteidigungsangebot damals nicht angenommen und ihn damit verraten haben. Danken Sie ihm für seine Ursprungsabsicht und erklären Sie ihm, warum Sie sich früher nicht wehren konnten (Alter, Abhängigkeitsverhältnis etc.). Fragen Sie ihn, unter welchen Umständen er jetzt wieder auf die richtige Seite zurückkommen würde. Sehr wahrscheinlich möchte er tun, was er damals schon wollte. Befreien Sie sich hierzu von eventuellen gedanklichen Beschränkungen und erlauben Sie es ihm, am besten mit inbrünstiger Überzeugung. Malen Sie dann, wie er Sie rächt! Oder freundlicher ausgedrückt: wie er die Verhältnisse wieder gerade rückt und Ihre/n Unrecht-Täter zur Rechenschaft zieht. Es kann sein, dass dieser Prozess eine Weile dauert, unter Umständen – je nach erlittenem Unrecht – auch mehrere Wochen! Lassen Sie ihm diese Zeit und schauen Sie immer mal wieder das Bild an, wie der Saboteur Sie rächt. Nach einer angemessenen Zeitspanne können Sie wahrscheinlich spüren, wie Ihre Wut abebbt.

Versprechen Sie ihm, dass er Sie ab jetzt auch in Zukunft verteidigen darf. Malen Sie ein letztes Bild, wie Ihr Saboteur nun als Verteidiger an Ihrer Seite steht. Hat er dabei eine andere Gestalt bekommen? Haben Sie in der Realität Ihrer Vorstellung diese wütende Energie befreit, dann wird sie fortan in einer sehr anpassungsfähigen Weise situativ angemessen zu Ihrer Verfügung stehen. Nennen Sie diesen Anteil bitte ab jetzt nicht mehr Saboteur!

Erfolgswiderstände

Erfolgswiderstände können Sie selbst entwickeln oder aber das soziale Umfeld steht Ihrer Entwicklung und Problemlösung entgegen. Auch ist, wie bei allen hinderlichen Anteilen, relevant, ob es sich um ein ungelöstes früheres Thema handelt oder ob der Widerstandsrahmen aktuell besteht.

Ganz generell gilt bei Widerständen: Es gibt ein Gefühl in Ihnen, das stärker ist als der Wunsch nach der Lösung.

Meist handelt es sich dabei um eine dieser vier Emotionen: Angst, Wut, Schuldgefühle oder ein Bedürfnis nach Selbstbestrafung.
Beispiele zu allen vier Widerständen verdeutlichen die jeweilige Dynamik:

▶ **Angst:** Meine Patientin Mia wollte seit Jahren abnehmen. Sie war motiviert zu Ernährungsumstellung und Sport, jedoch verweigerte ihr ebenfalls übergewichtiger Ehemann stur eine Veränderung seiner Gewohnheiten. Mia erzählte, dass sie mit jedem Kilo, das sie abnehmen würde, eine wachsende Entfremdung von ihrem Partner empfände. Ihr Angstwiderstand sagte sinngemäß: »Du darfst nicht abnehmen, sonst verlierst du deinen Mann!« Wie wahrscheinlich oder unwahrscheinlich der befürchtete Fall auch eintreten würde: Der Erfolgswiderstand schützte das Fortbestehen der Beziehung. Mia konnte erst abnehmen, als ihr Leidensdruck und ihr Autonomiebedürfnis stärker geworden waren als die Angst, ihren Mann zurückzulassen. Diese Angst konnte sie in einer intensiven Auseinandersetzung mit ihrem Mann schließlich beruhigen. **Das Thema des Angstwiderstandes lautet also: Wenn du dein Problem löst, dann müsstest du eventuell schlimme Konsequenzen fürchten! Vor der Lösung braucht es Stärkung von Mut, Vertrauen und Zuversicht.**

▶ **Wut:** Der 24-jährige Jens wuchs als Scheidungskind auf. Seine Eltern hatten sich im Unfrieden getrennt, als er noch sehr klein war. Aus der Gesamtsituation entwickelte er eine Persönlichkeitsstörung mit Minderwertigkeitsproblemen. In der Therapie lernte Jens seine Probleme vor diesem Familienhintergrund zu verstehen und in ihm wuchs die Wut darüber, Opfer der elterlichen Konflikte geworden zu sein. Sein wütender Widerstandsanteil in ihm sagte: »Behalte deine Probleme, dann sehen die Eltern, was sie dir angetan haben! So kannst du sie bestrafen, das ist besser als gesund zu werden!« Erst als Jens in Hypnose einen besseren Weg fand, seine Eltern innerlich zur Rechenschaft zu ziehen, und er sein Inneres Kind heilte, wurde der Wunsch nach der Lösung größer als seine Wut. **Das Thema des wütenden Widerstandes lautet also: Wenn du dein Problem löst, kannst du damit auch niemanden mehr bestrafen! Vor der Lösung braucht es eine gefühlte Wiederherstellung von Recht und Frieden.**

❯ **Schuldgefühle:** Meine 64-jährige Patientin Renate opferte sich für die Betreuung ihrer über 90-jährigen Mutter auf. Darüber hatte sie die eigene Familie, ihren Beruf und ihren Körper jahrelang völlig vernachlässigt. Da die Mutter ihr von klein auf klargemacht hatte, Renate habe für sie da zu sein, fühlte sie die übermäßige Verpflichtung, alles Eigene dem Wohl der Mutter unterzuordnen. Ein großes Schuldgefühl in ihr sagte: »Wenn du dich um dich kümmerst, vernachlässigst du deine Mutter. Das darf nicht sein! Du schuldest ihr dein Leben, also ist sie wichtiger als du!« Als Renate diese unnatürliche Dynamik erkannt hatte, gab sie zum Ärger der Mutter die Betreuung schrittweise an professionelle Pflegekräfte ab, um sich allmählich mehr Raum und Wichtigkeit zu geben. **Das Thema des**

Schuldgefühl-Widerstandes lautet also: Wenn du dein Problem löst, verletzt du damit jemand anderen. Oder: Jede Entscheidung für dich ist eine Entscheidung gegen jemanden oder etwas anderes (zum Beispiel auch Gott). Vor der Lösung braucht es also eine gefühlte Entlastung von unnatürlicher Schuldenlast oder eine Entschuldung von tatsächlicher Schuld.

▶ **Selbstbestrafung:** Mein Patient Nobert hatte als junger Mann den Vorstellungen seines Vaters folgend einen Berufsweg eingeschlagen, den er aus heutiger Sicht als Lebensfehler betrachtete, da seine Neigungen völlig anders gelegen hatten. Über die Jahrzehnte war daraus eine Lebensunzufriedenheit gewachsen, die diverse psychosomatische Beschwerden begründete. Sein Selbstbestrafungsanteil sagte sinngemäß: »Du hast es nicht verdient, dein Problem zu lösen, da du dich früher selbst verraten hast!« Als Norbert im therapeutischen Prozess Nachsicht mit sich entwickeln lernte, indem er die Motive seiner vermeintlichen Fehlentscheidung verstehen konnte, war er in der Lage, sich selbst zu verzeihen. **Das Thema des Selbstbestrafungs-Widerstandes lautet also: Wenn du dein Problem lösen willst, musst du dir zuvor etwas Wichtiges verziehen haben! Vor der Lösung steht das Selbst-Verzeihen.**

Um nun einen eventuellen Erfolgswiderstand aufzulösen, biete ich Ihnen eine rationale Strategie an, ähnlich dem Umgang mit einem Verbot. Sie können übrigens alle vorgestellten Vorgehensweisen alternativ für die verschiedenen Erfolgshindernisse verwenden.

Bitte machen Sie sich zunächst Ihre Zielformulierung klar. Schreiben Sie diese zuoberst auf ein Blatt Papier. Machen Sie nun einen »Öko-Check«: Notieren Sie alle Menschen und Umstände, die mit Ihnen in Bezug auf dieses Ziel zu tun haben. Dies kann beispielsweise auch Ihr Arbeitsplatz, Ihre finanzielle Situation, eine religiöse Überzeugung oder Ähnliches sein. Da die Gründe für Ihren Erfolgswiderstand weit zurückliegen können, bedenken Sie ebenfalls Menschen oder Situationen aus früheren Zeiten, die Ihnen einmal ungute Empfindungen oder Erfahrungen beschert haben. Erstellen Sie die Liste so vollständig wie möglich. Bitten Sie nun Ihr Unbewusstes um Mithilfe für das folgende Vorgehen: Nehmen Sie sich immer eine Person oder einen Umstand Ihrer Liste vor und lesen Sie sich langsam die obigen, fett gedruckten Textstellen durch, die die jeweilige Dynamik des Widerstandsthemas benannt hatten. Achten Sie darauf, womit Sie dabei in Resonanz gehen, über Gedanken, körperliche oder emotionale Empfindungen, wenn Sie sich anschließend auf diese Weise zu jedem einzelnen Punkt auf Ihrer Liste fragen:

> Angst: Schützt mein Widerstand diese Person/Personengruppe/Beziehung etc.? Habe ich Angst, den- oder diejenigen zu verletzen, zu kränken, zu verlieren? Gibt es irgendeine andere Angst im Zusammenhang mit dieser Person/dem Umstand etc.?
> Wut: Bin ich auf diese Person/Personengruppe/Gott/das Schicksal/den Umstand etc. wütend? Mache ich den- oder diejenigen, den Umstand etc. verant-

wortlich für meine ungute Lebensentwicklung? Spüre ich vielleicht sogar Groll oder Hass?

▶ Schuld: Verbindet mich ein Schuldgefühl mit dieser Person/diesen Personen etc.? Erachte ich den- oder diejenigen für wichtiger, höherwertiger als mich und mein Ziel? Ist das nur ein Gefühl oder habe ich eine echte Schuld auf mich geladen?

▶ Selbstbestrafung: Hat diese Person/Personengruppe/dieser Umstand etc. dazu geführt, dass ich einmal gegen meine Überzeugung eine Entscheidung getroffen habe, die ich bereue? Empfinde ich in diesem Zusammenhang Selbstvorwürfe?

Auf diese Weise können Sie eingrenzen, wer oder was Ihren Widerstand verursacht hat. Überlegen Sie dann noch genauer in Bezug auf diese Person/en oder den Umstand: Welche Abhängigkeitsverhältnisse fühlen Sie? Ist das noch zeitgemäß oder ist das eine niemals hinterfragte gewohnheitsmäßige Abhängigkeit? Klären Sie für sich, wie der- oder diejenige Macht und Einfluss auf Sie rechtfertigt. Erkennen Sie dies als Naturrecht an oder gibt es eine höhere Instanz darüber? Betrachten Sie anschließend Ihr Verhältnis zu dieser Person/Familie/Glaubensgemeinschaft etc. aus der höchst möglichen Perspektive: Wie würde ein Außenstehender, Weitblickender, eine höhere Instanz die Situation wahrnehmen? Aus diesem Blickwinkel beantworten Sie die folgenden Fragen für die gefundenen Widerstandsaspekte, mit denen Sie in Resonanz gegangen sind:

▶ Angst: Welche Angst genau habe ich im Zusammenhang mit dieser Person/Gruppe etc.? Wie realistisch ist diese Angst? Ist das eine aktuelle Thematik oder liegt die Ursache weit zurück? Auf welche Weise kann ich Klärung herbeiführen? Hilft darüber reden? Wer oder was kann mir Mut, Vertrauen und Zuversicht geben? Muss ich schrittweise vorgehen?

▶ Wut: Welchen Realitätsbezug hat meine Wut? Hat sich jemand real an mir schuldig gemacht oder empfinde ich das nur so? In welchem Zusammenhang? Was wäre notwendig, um dieses Unrecht auszugleichen? Kann ich die Motivation des/der Unrechts-Täter verstehen? Unter welchen Umständen könnte ich verzeihen? Wie kann ich mich besser gegen dieses Unrecht schützen? Welche Strafe hätte derjenige/hätten diejenigen verdient? Welche innere oder äußere Instanz kann hier für Ausgleich sorgen?

▶ Schuld: Hat mein Schuldgefühl dem-/denjenigen gegenüber eine reale Basis? Welche höhere Instanz kann beurteilen, ob mein Schuldgefühl gerechtfertigt ist? Wer kann mich von meiner Schuld freisprechen? Muss ich einen Ausgleich erbringen, eine Buße leisten? Hilft reden? Kann ich einfach um »Ent-Schuldigung« bitten?

▶ Selbstbestrafung: Womit genau habe ich mich an mir selbst schuldig gemacht? Welche Rolle spielte die Person/Gruppe etc. dabei, dass ich mich einmal gegen mich, meine Überzeugung, meinen eigenen Weg entschieden habe? Was genau waren meine Beweggründe für meine Entscheidung? Was brauche ich, um mir

selbst verzeihen zu können? Welche höhere Instanz kann mir dabei helfen?

Indem Sie diese Fragen (und vielleicht weitere wichtige, die Ihnen zu Ihren speziellen Zusammenhängen einfallen) aus einer höheren Betrachtungsperspektive beantworten, geben Sie sich die Möglichkeit, Ihre Bewertungsfilter zu verändern. Im Erkennen und Verstehen der genauen Zusammenhänge wiederum ermöglichen Sie sich eine Umbewertung, wodurch letztlich erst die emotionale Freiheit für Ihr Ziel entstehen kann!

Für den Umgang mit allen Arten von Erfolgsverhinderern gilt: Die vorgestellten Strategien zur Klärung können Sie in jedem Fall anwenden, auch wenn Sie noch keine inneren Bilder entwickeln konnten.

Haben Sie bereits Innere Helfer gefunden, können Sie natürlich mit deren Hilfe die Verhindereranteile suchen. Sehr häufig tauchen bei meinen Patienten folgende Symbole dafür auf: Nebel, Mauern, Steine oder Berge, Sackgassen, Irrgärten, Schlamm, verschiedene Fesseln, Gestalten, die sich ihnen entgegenstellen, sie festhalten oder sogar angreifen und in seltenen Fällen von Selbsthass gar umbringen wollen!

Versuchen Sie zunächst, auf herkömmliche Weise und nötigenfalls mit Zaubern weiterzukommen. Gelingt dies nicht, betrachten Sie das Anliegen Ihres Erfolgsverhinderers als wirklich wichtig: Der Anteil will auf keinen Fall unverstanden weichen! Er weist Ihnen dadurch eine außerordentlich wichtige Spur und nicht selten ist die

Bearbeitung dieses Zusammenhangs bereits ein entscheidender Lösungsschritt. Vorgehen und Kommunikation mit Erfolgsverhinderern entsprechen in der Symbolarbeit dem Umgang mit einem Problemteil. Hierfür können Sie die entsprechende Übung heranziehen. Optimalerweise werden Sie dabei von Ihrem weisen Anteil begleitet und beraten.

Natürlich können Sie auch beide Vorgehensweisen, sowohl die eher kognitiv-reflektierende als auch die Selbsthypnose, kombinieren. Lassen Sie sich nicht entmutigen, wenn Sie für Klärung und Auflösung Ihrer Erfolgsverhinderer mehrere Anläufe benötigen. Bitten Sie Ihr Unbewusstes immer wieder aufrichtig und mit Vorschussvertrauen um Unterstützung.

Erbitten Sie nötigenfalls einen nächtlichen Traum zu Ihrem Thema, auch das geschieht bei meinen Patienten ziemlich häufig. Bleiben Sie hartnäckig am Ball und verfolgen Sie die empfohlenen Strategien, dann werden Sie höchstwahrscheinlich zum Erfolg kommen. Wenn Sie den hinderlichen Aspekt partout nicht auflösen können, lesen Sie das Buch zu Ende. Sie und Ihr Unbewusstes werden dabei so viel Kenntnis über Ihre psychischen Zusammenhänge erlangt haben, dass der erneute Klärungsversuch dann leichter gelingen kann. Wenn nicht, sind Sie noch immer kein hoffnungsloser Fall! Zürnen Sie niemandem, auch nicht sich selbst. Es muss definitiv einen bislang noch nicht berücksichtigten Aspekt geben, einen Anteil, dem es außerordentlich wichtig ist, gefunden und beachtet zu werden. Dem Sie, Ihr Wohl, vielleicht gar Ihr Leben dermaßen wichtig sind, dass er sich nicht von seinem Wirken für Sie abbringen lässt, weil er die Überzeugung hat, dass seine Verhinderungsstrategie die beste für Sie ist! In diesem Fall kann Ihnen ein gut ausgebildeter selbstorganisatorischer Hypnotherapeut effektiv weiterhelfen.

Innere Schattenanteile, Problemsymbole und Zweifler

Nun wird es ernst: Sie haben jetzt eine stattliche Schar innerer Helferanteile und Ressourcen in Ihr Bewusstsein hinein aktiviert und mein Innerer Autor ist der Überzeugung, Sie seien damit gut gerüstet für die Auseinandersetzung mit Ihren Problemsymbolen.

Eigentlich ist das gar nicht mehr so neu, denn schon im vorigen Kapitel haben Sie Bekanntschaft mit unerfreulichen Anteilen schließen und einiges über deren Dynamik erfahren können.

Wieder möchte ich Ihnen zunächst theoretisches Wissen vermitteln, während Ihr Unbewusstes bereits beim Lesen erkennen kann, was bei Ihnen persönlich vorliegen mag. Ganz allgemein gibt es zwei Arten von Problemsymbolen, seien es Gestalten, Gegenstände oder Landschaften: Zunächst solche, die einer Transformation, also einer Veränderungsarbeit bedürfen. Innere Zweifler gehören auch zu dieser Gruppe, haben jedoch eine eigene Psychodynamik und finden daher gesonderte Erwähnung. Die zweite Art Problemanteile muss nicht verändert, sondern lediglich akzeptiert und in einer guten Weise integriert werden. Diese werden seit dem berühmten Psychoanalytiker C. G. Jung auch als »Schattenanteile« bezeichnet. Die Charakteristika sind im Einzelnen:

Schattenanteile

Stellen Sie sich eine Lampe vor, die Sie »ins rechte Licht« rückt: Sie beleuchtet all Ihre erwünschten, sozial akzeptierten hellen Aspekte, Ihre gern gesehene Lichtseite. Blicken Sie sich jetzt bitte um: Da, hinter sich, werfen Sie einen finsteren Schatten! Er ist Ihre dunkle Kehrseite und gehört ebenso untrennbar zu Ihnen wie Ihre helle Seite. Ihr Schatten beinhaltet sämtliche Anteile Ihrer Persönlichkeit, die von Ihnen, Ihren Bezugspersonen oder der Gesellschaft als negativ betrachtet und daher unterdrückt und als unerwünscht in Ihr Unbewusstes verschoben worden sind.

Meine 47-jährige Patientin Karin wuchs in einer einfachen Handwerkerfamilie auf. Viel mehr als für die Traditionen ihrer Familie interessierte sie sich jedoch für Bücher und schöngeistige Dinge. Ihre intellektuellen Neigungen wurden nicht gefördert, Abwertung und Verhöhnung wie »Du denkst wohl, du bist was Besseres« waren an der Tagesordnung.

Sie wissen: Bei existenzieller Abhängigkeit gelten die Regeln der Versorger! Was blieb Karin also anderes übrig, als ihre Begabungen zu unterdrücken? Der kindliche Schmerz des Nicht-Dazugehörens wog zu schwer, sodass sie entgegen ihren Fähigkeiten die Schule vorzeitig beendete und eine Ausbildung absolvierte. Aus der Sicht ihres intellektuellen Anteils war das Selbstverrat.

Darum erscheint ein Schattenanteil in den inneren Landschaften unfreundlich, abweisend oder sogar angriffslustig: denn er ist ein natürlicher Anteil von Ihnen, dem Sie die Existenzberechtigung entzogen haben! Der negierte, unterdrückte, verleumdete, verratene und oft verdrängte Persönlichkeitsaspekt möchte sich nicht verändern lassen, er verlangt nur seinen naturgemäßen Platz wieder zurück. Die wichtigsten Heilungsschritte sind Akzeptanz und Integration sowie eine angemessene Ausdrucksform zu finden. Meine Patientin Karin löste das, indem sie sich berufspolitisch zu engagieren begann, einem Lesezirkel beitrat und ein Musikinstrument erlernte.

Schattenintegration beinhaltet oft zwangsläufig, sich auch mit den zugehörigen eigenen, familiären oder sozialen Widerständen auseinandersetzen zu müssen. Wenn den vorher unerwünschten Persönlichkeitsaspekten nun Raum gegeben wird, was bedeutet das für Sie in Bezug auf diejenigen, die diese Anteile an Ihnen nicht wollten? Die gesamte Gefühlspalette an Widerständen kann hier auftauchen und muss nötigenfalls schrittweise bearbeitet werden!

Naturgemäß vermuten Menschen in ihren Schattenanteilen grundsätzlich Negatives. So können in der Tat seltsame Bedürfnisse und Charakterzüge in allen erdenklichen Spielarten darin zu finden sein. Ein ungezügelter Sexualtrieb kann ebenso als Schattenthema existieren wie auch die unterdrückte, natürliche Aggression. Häufig jedoch sind es positive Dinge wie natürliche Begabungen, die eigene Größe und innere Schönheit, die bislang in Ihrem Leben nicht zu Akzeptanz und rechtem Ausdruck kommen durften.

Einem eigenen Schattenthema können Sie recht leicht auf die Schliche kommen: Beobachten Sie doch einmal, worüber Sie sich bei anderen Menschen oder bestimmten Themen am allermeisten aufregen. Das verweist oft auf ein unbewusstes Schattenthema. Mussten Sie immer fleißig und ordentlich sein, ärgern Sie sich vielleicht über die Faulheit oder Bequemlichkeit anderer Menschen. Sie durften sich selbst nie gehen lassen und beneiden diese Faulenzer möglicherweise unbewusst um ihre Lässigkeit. Ihr Schattenanteil möchte gerne auch endlich mal alle fünfe gerade sein lassen! Alle Arten von Extremhaltungen, Dogmatismus, religiöse oder gesellschaftliche Tabus können auf Schattenthemen verweisen. Das Zölibat der katholischen Kirche beispielsweise kann bei Priestern zu einem extremen Kontrollbedürfnis menschlicher Sexualität bis hin zu deren Bekämpfung führen. Hier fristet die unterdrückte natürliche eigene Sexualität ein solches Schattendasein.

Ihre Selbstbeobachtung bei Unterhaltungen, beim Fernsehen oder Zeitunglesen wird Ihnen wertvolle Spuren zu Ihren eigenen Schattenthemen aufzeigen. Fragen Sie vielleicht auch enge Angehörige, ob diesen an Ihnen aufgefallen ist, bei welchen Themen Sie ungewöhnlich emotional reagieren.

Ein Schattenanteil kann in den inneren Landschaften eine schaurige Gestalt annehmen. Häufig taucht er jedoch tatsächlich als Schatten auf, je bedeutsamer das Schattenthema, desto größer. Erschrecken Sie also bitte nicht, vielleicht ist es ja auch ein Scheinriese wie in Michael Endes Kinderbuch *Jim Knopf und Lukas der Loko-*

motivführer, der im Näherkommen immer kleiner wird. Er wurde unnatürlicherweise von Ihnen abgetrennt, also besteht der Umgang mit ihm darin, zum Ausdruck zu bringen: »Ich sehe dich, ich erkenne dich an, du bist ein Teil von mir und gehörst untrennbar zu mir! Ich nehme dich zurück zu mir und möchte dir den Raum geben, den du brauchst.«

Ist Ihre Akzeptanz aufrichtig, kann Ihr weiser Anteil den Schatten symbolisch wieder an Sie anheften, annähen oder mit Zauberkleber festkleben. Hauptsache, er bleibt künftig fest mit Ihnen verbunden! Im weiteren Verlauf können Sie mit ihm klären, wie er sich in Ihrem Alltag ausdrücken möchte. Das kann einiger Verhandlung bedürfen, damit er in einer guten, sozialverträglichen Weise das rechte Maß an Platz einnimmt.

Das dürfen Sie erwarten: Sie gewinnen mit Ihrem Schatten einen Teil Ihrer eigenen Natur und Natürlichkeit zurück. Diese Aspekte müssen Sie nicht unbedingt lieben. Zumeist jedoch erweitern sie Ihren Handlungsspielraum, machen Sie lockerer und unverkrampfter und womöglich entdecken Sie sogar ein bislang nicht ausgelebtes Talent!

Problemsymbole, die der Transformation bedürfen

Die Auseinandersetzung mit ihnen stellt für Ihre Problemlösung die wichtigste, aber auch herausforderndste Aufgabe dar. Entstanden im Moment der ursprünglichen Belastungssituation, symbolisieren sie sowohl das Kernthema zu diesem Zeitpunkt als auch die daraus entstandenen Folgeprobleme bis zum heutigen Tag. Grundsätzlich können alle Arten von körperlichen oder psychischen Problemen symbolisiert werden. Genau genommen ist jeglicher Ausdruck, mit dem Sie Ihr Problem beschreiben, bereits eine solche Symbolisierung. Das Unbewusste kennt alle relevanten Zusammenhänge und vereint sie in einer passenden Gestalt, einem Gegenstand oder einer Landschaft.

Ein Beispiel kann das verdeutlichen: Mein 29-jähriger Patient Peter litt unter Klaustrophobie, konnte also keine engen Räume betreten. Sein Gefühl beschrieb er so, als ob die Wände ringsum ihn zu erdrücken drohten. Peters Problemteil war eine riesige Schraubzwinge, die von einem Unhold bedient wurde. Die Frage lag nahe, wer oder was in Peters Leben ihn eingeengt und seine freie Entfaltung verhindert hatte. Die Angst beim Betreten enger Räume konfrontierte ihn jedes Mal mit dem Anteil, der unter dieser Einengung gelitten hatte. Die kraftvolle Energie, die sich in einem Problemsymbol wie diesem Schraubzwingen-Unhold findet, ist grundsätzlich nützlich. Allerdings muss sie transformiert werden, damit sie für Ihr Wohl arbeitet und nicht gegen Sie.

Die Verhandlung mit dem Problemteil erfordert daher immer die Frage, ob und unter welchen Bedingungen er sein Tun beenden kann. Auch ist wichtig zu erfragen, was der Problemteil befürchtet, wenn er von seinem Wirken abließe. Ein Vorteil der symbolischen Arbeit liegt dabei darin, dass die genauen psychodynamischen Hintergründe nicht analysiert werden müssen, da das Unbewusste alles Wichtige ja symbolisiert. Der beste Berater für die Verhandlung ist Ihr weiser Anteil, da er als Fürsprecher Ihrer Selbstentwicklung die bestmögliche Lösung anstrebt.

Alternativ ist es auch eine gute Idee, den guten Geist der Familie als weise Instanz Ihres Familiensystems zu befragen oder bei körperlichen Problemen den Inneren Heiler. Fragen Sie ansonsten in die Runde Ihrer Helfer, der richtige wird sich gewiss melden.

Mein Patient Peter musste nach Beratung mit seinem weisen Anteil erst sein Inneres Kind heilen (siehe nächstes Kapitel, Seite 176), daraufhin übertrug ihm der Unhold seine Kraft. Mit dieser stemmte er sich gegen die Schraubzwinge und presste sie kraftvoll auseinander. Er nahm sich also den ihm zustehenden Raum und verschaffte sich seine Freiheit. Im Alltag setzte dies einen gesunden Ablösungsprozess von seiner Familie in Gang.

Innere Problemsymbole sind oft finster, angriffslustig und dämonisch, das liegt in der Natur der Sache. Ein körperlicher Schmerz schmerzt nun mal, das zugehörige Symbol wird das auch ausdrücken. **Damit Sie den bedrohlichen Landschaften, Gegenständen und Gestalten kontrolliert begegnen können, ist es wichtig, sich über Ihre Inneren Begleiter in einem ressourcenstarken Gefühl fest im erwachsenen Erleben zu verankern.**

Die Hauptarbeit besteht dann in folgendem Vorgehen: danken für das Erscheinen und die unterstellte gute Absicht; Kommunikationsbereitschaft prüfen; Informationen sammeln, dabei nötigenfalls bei sehr bedrohlicher Symbolik einen Boten, zum Beispiel Ihren mutigen Anteil, vorschicken und sich von diesem berichten lassen;

Besprechung mit Ihren Ressourcenteilen; verhandeln wie oben beschrieben; bei Landschaften oder Gegenständen: klären, wie diese umzugestalten sind; immer wieder Rücksprache, mindestens mit Ihrem weisen Anteil. Meist bedarf es eines schrittweisen Vorgehens, darum sollten Sie die Übung öfter wiederholen. Problemanteile prüfen vielleicht auch die Ernsthaftigkeit Ihrer Absicht. Bleiben Sie dran, es lohnt sich. Den Fortschritt können Sie deutlich erkennen: Problemteile werden kommunikativer, freundlicher, kleiner, heller, Landschaften lebendiger, wärmer oder sonniger: Am Ende werden Sie untrüglich spüren, wann der Transformationsprozess zu Ihrem Wohl abgeschlossen ist.

Der Innere Zweifler

Mein Patient Uwe wollte seinen Inneren Gott finden. Er litt von Geburt an unter einer Fehlbildung der Wirbelsäule, die zu Schädigungen der Rückenmarksnerven geführt und ihn vom Rollstuhl abhängig gemacht hatte. Uwes Mutter hatte ihm stets ihre religiöse Überzeugung vermittelt, seine Erkrankung sei eine Strafe Gottes. Wofür, das konnte sie dem kleinen Uwe nie erklären, und so wuchs er mit der Vorstellung eines ungerechten, strafenden Gottes auf. Nun war Uwe inzwischen 45 Jahre alt und durch Kontakt zu Freunden, die einen freien Glauben an einen liebenden Gott pflegten, hinterfragte er das Gottesbild seiner Kindheit.
Auf der Suche nach dem »echten Gott« lief er, begleitet von seiner Inneren Weisheit in Gestalt eines weisen

Mannes, durch seine Seelenlandschaft, als ihm plötzlich große Gestalten den Weg versperrten. Uwe riss die Augen auf, schaute mich entsetzt an und sagte: »Das sind Zombies, einer hat mir gerade den Kopf abgebissen!« Mit viel Hypnose-Erfahrung und vollem Vertrauen zu seinem weisen Mann beruhigte er sich rasch. Getreu den Regeln »Nicht weglaufen, nicht bekämpfen, sondern verhandeln oder nötigenfalls zaubern!« versuchten sie es mit Verhandeln und fanden Folgendes heraus: Was ihm den Weg versperrte, an ihm nagte, ja ihn sogar auffressen wollte, waren seine Zweifel an einem guten, freundlichen Gott. Sein weiser Mann erklärte, er käme nicht so einfach daran vorbei, immerhin habe er sein ganzes Leben lang einen strafenden Gott gekannt. Er solle den Zweifeln Respekt und Dank zollen, was Uwe angesichts der angriffslustigen Zombies ziemlich irritierte. Aber der weise Mann erklärte weiter: Hätte Uwe das mütterliche Gottesbild nicht angenommen, hätte seine Mutter ihn ja nicht mehr geliebt, gemäß dem Motto: »Nur wenn du, Sohn, glaubst, was ich glaube, bist du okay für mich!« Aber nun müsse er darauf vertrauen, dass es etwas anderes zu finden gäbe. Das konnte Uwe einsehen und so nahm er seinen Mut zusammen, sprach die Zombies an und dankte diesen für ihre gute Absicht. Sofort geschah etwas Erstaunliches: Die furchterregenden Gestalten schrumpften und verlangsamten sich in ihren Bewegungen. Sie bildeten eine Gasse, durch die Uwe weitergehen konnte. Er durfte dann tatsächlich eine göttliche, warme, liebevolle Sonne als seinen spirituellen Urquell finden, was ihn tief berührte.

Diese Therapiegeschichte zeigt alle wesentlichen Prinzipien des Zweifels auf. Zweifel sind keine angeborenen, sondern durch Erfahrung entstandene Persönlichkeitsanteile. Der Begriff ist wortverwandt mit Zwiespalt: Ich bin nicht eins mit mir, schwanke in der Überzeugung, weiß nicht, was ich glauben soll. Solche Unsicherheit entsteht immer, wenn die gemachten Erfahrungen nicht konform sind mit der inneren Matrix. Uwe beispielsweise hatte gelernt, dass Gott bestimmte Attribute haben soll, die nicht mit seiner angeborenen Spiritualität übereinstimmten. Als Kind bedurfte er jedoch der Akzeptanz und Liebe seiner Mutter, somit musste er das vermittelte Gottesbild übernehmen. Seine Zweifel an einem guten Gott hatten stets die emotionale Nähe zur Mutter gesichert, denn es galt ja, den Schmerz der Ablehnung durch die Mutter zu vermeiden.

Zweifel wollen also immer vor negativen Konsequenzen und schlechten Gefühlen wie Angst oder Ablehnung schützen. Um womöglich fatale Entscheidungen zu verhindern, gemahnen sie entsprechend dringlich: Zweifel bohren, nagen, lasten, drücken, lähmen, mitunter wollen sie Sie gar auffressen. Sie sind nicht zu umgehen, stehen im Weg und wollen gesehen, berücksichtigt und gewürdigt werden. Für die gute Absicht muss ihnen gedankt werden, sonst weichen sie keinen Millimeter!

Auf der anderen Seite des Zweifels stehen Vertrauen und besseres Wissen. Anders als bei der Ambivalenz, welche die grundsätzliche Unmöglichkeit, *überhaupt irgendeine* Entscheidung zu treffen, thematisiert, gibt es beim Zweifel immer das Richtige und das Falsche, das Wesensgemäße und das Nicht-Wesensgemäße. Für sämtliche Lebensaspekte gibt es natürliche, gesunde, selbstkonforme Entscheidungs-Intuitionen. Der Innere Zweifler will Ihnen aufzeigen, dass es im Leben Erfahrungen gab, die Sie von Ihrer Intuition entfremdet haben. Wo Ihnen etwas Falsches als richtig verkauft worden ist, mussten Sie lernen, der eigenen Intuition nicht vertrauen zu dürfen. Hier greift immer der gleiche Schutzmechanismus der Kindheit: Es war dann weniger schmerzlich, das Falsche anzunehmen, denn so behielten Sie die Liebe, zumindest aber die Akzeptanz und Sicherheit in der Familie! Erst als unabhängiger Erwachsener können Sie den Zweifel überhaupt zulassen, erst jetzt ist es ungefährlich, kritische Fragen zu stellen und im Vertrauen auf vorhandene, angeborene Wesensprinzipien ein besseres Wissen entgegenzusetzen.

Haben Sie ein Zweifelsthema? Wie drückt sich Ihr Zweifler aus, mit welchen Formulierungen sprechen Sie von Ihren Zweifeln? Ich möchte Sie ermuntern, ab sofort Ihre Zweifel aus dieser neuen Perspektive zu betrachten. Wenngleich sie auch vordergründig nicht sehr freundlich zu sein scheinen, so sind sie durchaus an Ihrem Wohl interessiert! Ihnen gebührt aufrichtiger Dank für die gute Absicht. Das ist wie bei allen Anteilen das Allererste, was Sie leisten müssen, erst dann kommt überhaupt eine Kommunikation zustande, vorausgesetzt, er spürt Ihre Aufrichtigkeit!

Bitte bedenken Sie: Es ist das Wesen *aller* Persönlichkeitsanteile, dass jeder auf seine eigene Weise, mit seiner einzigen Kompetenz, versucht, das Bestmögliche für Sie zu erreichen. Der Zweifel kann nur zweifeln. Er zweifelt womöglich auch erst einmal Ihre aufrichtigen Bemühungen an, denn er hat noch nicht mitbekommen, dass die Zeiten sich geändert haben, Sie erwachsen und unabhängig leben können und dementsprechend über weit mehr Ressourcen verfügen, die Ihre Sicherheit gewährleisten. Erst wenn Sie eine erwachsene Erfahrung machen, wird Ihr Innerer Zweifler von der sicheren Strategie der Kindheit ablassen. Die erfolgreiche Transformation Ihres Inneren Zweiflers spüren Sie auch außerhalb von Visualisierungsübungen dann, wenn die Zweiflerstimme nicht mehr die gewohnte Dominanz und Vehemenz hat, sondern nur noch leise in Ihrem Kopf anklingt – als möchte sie Sie daran erinnern, dass es einmal einen guten Grund zum Zweifeln gab. Sie wird aber keine Entscheidung mehr verhindern, da der Weg zu Ihrer Intuition wieder frei geworden ist, der Sie in Zukunft mehr und mehr vertrauen dürfen – denn diese wird immer aus dem Ursprung Ihres Wesenskerns befruchtet. Und dieser ist immer gut, richtig und vertrauenswürdig!

Erfahren Sie nun, wie Fenja sich mit ihrem Problemanteil auseinandergesetzt und somit symbolisch ihre Essstörung geheilt hat. Für eine waghalsige Mission hatte sie noch eine Bisamratte als Helfer aktiviert. Sie sollte die »Lebenskugel«, also den Lösungsteil, in Kontakt bringen mit dem Problemteil, dem »Bösen«. Die Ratte hatte ihm die Kugel unauffällig untergejubelt, damit sie die ihr innewohnende Liebe auf ihn verströmen konnte. Dies sollte ihn daran erinnern, dass er ursprünglich voller guter Absichten gewesen war. Ohne dass der Böse zunächst wusste, wie ihm geschah, platzte durch den Einfluss der Kugel Schicht um Schicht seiner Boshaftigkeit ab, jedes Mal begleitet von erdbebenartigen Erschütterungen der gesamten Seelenlandschaft. Dies entspricht dem psychodynamischen Transformationsprozess eines Problemteils hin zu einem Ressourcenteil! Erst als sich so seine Feindseligkeit reduziert hatte, konnte Fenja sich ihm persönlich stellen, diesmal aber völlig kontrolliert. Dabei nutzte sie ihre erlernten Strategien. Von einer Wolke aus hatte sie den Transformationsprozess ihres Problemteils beobachtet, nun landete sie in seiner direkten Nähe.

Wo waren die anderen? Ganz allein saß sie hier. Dann meldete sich eine Erinnerung an die Worte ihres Kuschelmonsters: »Fenja, ich weiß, dass du Angst hast. Aber was auch geschieht, wir sind immer bei dir! Du bist nie allein! Du findest uns in dir!«

Ein warmes Gefühl, das ganz langsam mit den Worten ihr Bewusstsein erreichte, machte ihr Mut. Sie schloss kurz die Augen, nur so zum Test: Da waren sie wieder alle. Die schützende Hülle ihres sicheren Ortes. Das gute, vertraute, starke Gefühl. Ganz deutlich konnte sie alles sehen, hören, spüren. Real, ganz felsenfest und klar. Fenja öffnete ihre Augen wieder. Auch wenn ihre offenen Augen, ihre offenen Ohren das nicht erkennen konnten, war dennoch alles bei ihr, in ihr, um sie herum geblieben! So ging sie weiter. Vertraute. Und hatte immer das Mantra ihres weisen Freundes im Ohr: »Vertraue, geh weiter, halte stand, habe keine Angst, suche seine Augen, vertraue ...« Da erhob sich plötzlich der Böse vor ihr und starrte sie hasserfüllt an!

Im ersten Moment wollte sie so reagieren, wie sie immer reagiert hatte: weglaufen, flüchten! Nur kurz musste sie sich jedoch der Anwesenheit aller Helfer und des Mantras erinnern, schon erfüllten sie Ruhe, Stärke, Kraft und wachsende Gewissheit. So trat sie auf den Bösen zu und ließ ihn dabei nicht aus den Augen. Er wich zurück und durch ihre Furchtlosigkeit platzten weitere Schichten seiner Boshaftigkeit ab! Den finalen Schlag versetzte sie ihm, als sie die Lebenskugel, die unter seinem Thron gelegen hatte, ergriff und vor sein Gesicht hielt. »Ich kenne deine Geschichte. Ich weiß, wie du zu dem geworden bist, der du heute bist. Und ich weiß noch mehr: Du bist ein Teil von mir!«

Ganz sacht erst, dann anschwellend, begann auf einmal das Herz in der Lebenskugel zu schlagen! Der Stein hatte sich in Glas verwandelt, das Herz schlug, immer deutlicher, begann den Raum mit Wogen von Liebe zu füllen. Alles verschwamm, farbige Wellen, ein pulsierender Herzschlag breiteten sich aus, ein Donnergrollen so massiv und stark wie keines der vorherigen! Was sich da zusammenbraute, war noch viel mächtiger als der Schlag, der Fenja von ihrer Wolke befördert hatte. Und dann ...

... hatte sie es geschafft! Der Böse verlor seine letzten Schichten Boshaftigkeit, sie hatte sich durch seine Augen hindurch zu seinem Wesenskern durchgearbeitet und ihn transformiert. Mit dieser entscheidenden symbolischen Verwandlung entledigte meine junge Patientin sich endgültig ihres Selbsthasses und fortan konnte sie die aggressive Kraft dieses Anteils als Stärke und Selbstsicher-

heit in sich wachsen spüren. Fantastisch? Stimmt! Aber
völlig real!

ÜBUNG »DEM PROBLEM
ENTGEGENTRETEN«

Nimm die gewohnte entspannte Haltung ein ... Schließe
die Augen oder richte sie auf einen Punkt schräg vor dir auf
dem Boden ... Komme in deinem Tempo in eine ruhige Entspannung ... Erinnere dich an dein Ziel und gehe mit allen
Sinnen in deine Zielvorstellung ... Bitte dein Unbewusstes
nun um Unterstützung für diese Übung ... Gehe jetzt in deiner Weise an deinen sicheren Ort und komme sinnlich dort
an ... Genieße den Abstand zum Alltag für eine Weile ...
Bitte deinen weisen Anteil, zu dir zu kommen und dich an-
zuleiten ... Oder ist der gute Geist der Familie zuständig? ...
Vielleicht auch dein Innerer Freund und Helfer und andere freundliche Begleiter ... Frage deinen weisen Anteil, ob
er der Meinung ist, dass du gut gerüstet bist für diese Mission ...
Womöglich brauchst du noch eine besondere Ausrüstung ...
Nimm sie aus deiner Schatzkiste oder lasse dir geben, was
du brauchst ... Du kannst es aber auch zu jedem späteren
Zeitpunkt noch bekommen ... Wenn dein weiser Anteil sagt,
dass du gut gerüstet bist, kann vor dir ein Weg entstehen ...
Gehe ihn zusammen mit deinen Begleitern bis zu einer
Kreuzung ... Entscheide, einem guten Gefühl oder dem Rat
deines weisen Anteils folgend, welchen Weg du auf der Suche nach deinem Problemteil gehst: rechts, links oder gera-

deaus ... Der Weg führt dich in deine Problemlandschaft ... Schaue dich neugierig um und nimm wahr, woran du das erkennen kannst ... Ist die Gegend überschaubar oder groß? ... Vielleicht ist dies bereits der Endpunkt deiner Reise ... Finde alles Wichtige über die Landschaft heraus ... Du kannst auch in der Zeit zurückreisen, um die Geschichte der Landschaft anzusehen ... Sah sie schon immer so aus? ... Was hat sie verändert? ... Frage deine Helfer, wie du sie nun zu deinem Wohl umgestalten musst ... Du kannst dazu Innere Handwerker beauftragen, Gärtner oder Bautrupps ... Müssen Grenzen eingerissen werden? ... In jeder künftigen Selbsthypnose kannst du weiterarbeiten an der Umgestaltung der Landschaft ... Aber nicht alles muss jetzt geschehen, vielleicht sollst du jetzt auch weitergehen ... Dann bitte deinen weisen Anteil, dich dahin zu führen, wo du den Geist, der dieser Landschaft innewohnt, treffen kannst ... Vielleicht erkennst du diesen Anteil bereits von Weitem? ... Nähere dich mit Respekt und ohne Furcht ... Dein weiser Anteil weiß, ob ein Angriff droht: Frage, wie weit du herangehen sollst, und bleibe dann stehen ... Nimm wahr, wie sich dieser Anteil darstellt ... Ist es eine Gestalt, ein Symbol? ... Woran merkst du, dass du dich gerade mit deinem Problemteil beschäftigst? ... Gibt es eine körperliche Empfindung dazu? ... Dann nimm diese genau wahr ... So hat dein Problemteil immer auf sich aufmerksam machen wollen, mache dir das bewusst ...

Bedenke nun, dass es eine gute Absicht gibt ... Oder früher einmal gab ... Danke respektvoll für das Erscheinen und die gute Absicht ... Frage, ob er seine gute Absicht für dich benennen will ... Betrachte, was geschieht, wenn du dich aufrichtig und respektvoll verhältst … Frage, ob dein Problemteil bereit ist, unter bestimmten Umständen von seinem Tun abzulassen … Oder ist es ein Schattenanteil, der nur angenommen werden, seinen Platz in dir haben will? … Dann sage ihm: »Ich sehe, du gehörst zu mir. Ich akzeptiere dich als Teil von mir.« … Bitte dann deinen weisen Anteil, den Schatten untrennbar fest mit dir zu verbinden … Vielleicht ist das noch ungewohnt oder unangenehm. Mit der Zeit wird das besser … Kläre in jedem Kontakt mit deinem Schattenanteil, wie er sich in deinem Alltag ausdrücken möchte … Verhandle weiter, stelle Fragen und beziehe deine Ratgeberanteile immer ein … Erhältst du Antworten? … Gut. Wenn nicht, frage deine klugen Berater, was du tun sollst … Folge deren Rat … Lässt dein Problemteil mit sich handeln? … Nimm dir Zeit für deinen inneren Dialog … Frage deine Berater, ob du dem Problemteil einen anderen, wichtigen Persönlichkeitsanteil vorstellen sollst, den er noch nicht kennengelernt hat … Der ihm eine wichtige, erwachsene Kompetenz zeigt, der vielleicht gut für deinen Schutz und deine Sicherheit sorgen kann … Frage den Problemteil, was er befürchtet, wenn er von seinem Tun ablässt … Vielleicht kannst du wahrnehmen, ob er einen anderen, jüngeren, ängstlichen oder kindlichen Anteil in dir beschützen möchte … Frage wieder deinen weisen Anteil oder andere Berater, wie du zeigen kannst, dass du diesen jüngeren Anteil jetzt viel besser schützen kannst … Wenn das so ist, schließe an diese Übung heute oder später die Übung »Heilen des Inneren Kindes« an … Versichere dem Problemteil, dass du dich um dieses Innere Kind kümmern wirst … Lässt er sich auf deine Angebote und Vorschläge ein? … Wenn er das noch nicht tut, ist das nicht schlimm ... Wiederhole deine Kontaktaufnahme in der nächsten Zeit, vielleicht prüft er deine Aufrichtigkeit ... Frage nun deine Ratgeber, ob es heute noch etwas Weiteres zu klären gibt ... Kläre dies, jetzt ... Danke dem Problemteil am Ende in jedem Fall erneut ... Nimm wahr, ob sich an der Gestalt, dem Symbol oder in der Landschaft im Vergleich zum Anfang etwas verändert hat ... Gehe nun zu deinem Startpunkt zurück und lasse dir Zeit, das Erlebte ausklingen zu lassen ... Verabrede mit deinem weisen Anteil, wie es weitergehen soll ... Vielleicht hat er noch einen Rat für dich ... Danke deinem weisen Anteil, weiteren Begleitern und deinem Unbewussten für die gute Unterstützung ... Beende nun deine Trance mit ein paar tiefen Atemzügen voll frischer klarer Luft ... Und orientiere dich wieder zurück, in deinem eigenen Tempo ... Bringe Bewegung in deinen Körper und öffne die Augen.

Diese Übung können Sie für alle Arten von Problemsymbolen und hinderlichen Anteilen verwenden. Wiederholen Sie sie in der nächsten Zeit häufiger, denn mitunter braucht eine konstruktive Kommunikation mehrere Anläufe. Sollten Sie Schwierigkeiten mit der Visualisierung haben, kann es hilfreich sein, die in der Übung gestellten Fragen aufzuschreiben, um sich frei assoziierend mit der Thematik zu beschäftigen und in der Reflexion über Ihr Problem Erkenntnisse zu gewinnen.

Sind Sie ein eher rationaler Mensch, benutzen Sie dies als Ressource. Vieles können Sie dann leichter durch Einsicht erkennen, sofern Sie die gestellten Fragen bezüglich Ihres Problems ehrlich reflektieren. Sehr hilfreich ist es dann, die Symbolik der Sprache oder des Körpers als zusätzliche Brücke zu benutzen, wie ich es bereits angeregt hatte: Wie sprechen Sie von Ihrem Problem? Wodurch drückt es sich aus, wie nehmen Sie es wahr? Wenn Sie im Kopf die zugehörige Stimme hören, von wo kommt sie? Wie lange kennen Sie diese Stimme schon? Welche anderen Stimmen versuchen dann, Sie zu beruhigen? Auch darin kann sich Ihre Innere Weisheit ausdrücken, um Sie zu unterstützen.

Es gibt somit viele Möglichkeiten, sich mit Ihrem Problemsymbol auseinanderzusetzen. Nutzen Sie Ihre eigenen, bestmöglichen Fähigkeiten dafür. Benutzen Sie die Selbsthypnoseübung als Anregung, um in Ihrer Weise in einen bestmöglichen Kontakt zu gelangen. Sollte Ihr Problemsymbol sehr hartnäckig sein, versuchen Sie es mit Zaubern! Probieren Sie alle Möglichkeiten einfach aus – ob visualisiert oder im rationalen Umgang: Sie haben immer eine gute innere Begleitung durch Ihre Innere Weisheit und alle anderen Kompetenzanteile.

Heilen des Inneren Kindes

Ein zentraler Schritt psychischer Gesundung besteht darin, die ungelösten Konflikte und Verletzungen früherer Lebensphasen aufzulösen. In meinem kleinen Exkurs über Realität am Ende des theoretischen Teils (siehe Seite 77) habe ich bereits darauf verwiesen, dass schlimme Erfahrungen in ihrer emotionalen Bedeutung in Ihnen fortdauern, obwohl sie bereits viele Jahre oder

Jahrzehnte zurückliegen. Die schmerzvollen, verletzten, gekränkten, hilflosen, verunsicherten, bedürftigen oder angstvollen bis panischen Gefühle wurden abgespalten und eingefroren in dem Kind, das Sie damals waren. Der Begriff »Inneres Kind« wird dabei auch verwendet, wenn das Geschehen gar nicht in Ihrer Kindheit, sondern zu einem späteren Zeitpunkt stattgefunden hat: Gemeint ist damit ein leidender Anteil, der jünger ist, als es Ihrem heutigen biologischen Alter entspricht.

Diese Inneren Kinder können bewusst, bewusstseinsnah oder auch in Ihr Unbewusstes verdrängt sein, das hängt vom Ausmaß der Belastung sowie den damals verfügbaren Bewältigungsstrategien ab. Eines ist jedoch sicher: Leidende Innere Kinder wollen gerne gesund und so alt werden, wie Sie es heute sind. Daher müssen sie, auch aus der Tiefe des Unbewussten, irgendwie auf sich aufmerksam machen, denn je größer der Altersabstand zwischen dem Kind und Ihrem biologischen Alter wird, desto schrecklicher und alleingelassener fühlt sich ein solcher Anteil.

Ich möchte das so verdeutlichen: Stellen Sie sich eine Treppe mit je einer Stufe für jedes Ihrer Lebensjahre vor. Sagen wir, Sie sind jetzt 54 Jahre alt und als Sie sieben waren, haben sich Ihre Eltern getrennt. Keiner hatte sich in dieser Situation adäquat um Ihre kindlichen Nöte gekümmert: Es waren andere Zeiten und die Eltern mit ihren eigenen Wunden beschäftigt. Auch sonst gab es niemanden, der Sie getröstet oder irgendwie aufgefangen hätte. Versetzen Sie sich bitte kurz in die Lage dieses Kindes, ohne beim Lesen zu tief in dessen Gefühle einzutauchen: Da hängen Sie fest, auf der siebten Treppenstufe, mit allem Kummer und allen Ängsten. Hilfe ist nicht in Aussicht und Sie können noch nicht wissen, dass es wieder eine Zeit geben wird, in der Sie normal weiterleben können. Mit genau dieser Empfindung bleibt der Anteil nun an der siebten Stufe kleben, während Sie längst älter geworden sind. Je weiter die Entfernung, desto größer wird die Angst des Inneren Kindes, mit seinem Problem für immer alleingelassen und vergessen zu werden. Es kann sich nicht selbst aus diesem Dilemma befreien – damals gab es ja auch keine Unterstützung. Also ist es jetzt dringend auf äußere Hilfe angewiesen! Würden Sie an seiner Stelle nicht auch alles daransetzen, dass jemand Ihnen hilft und Sie da herausholt? Das Unbewusste, das spätestens seit Ihrem Erwachsensein die seelische Ganzheit anstrebt, will dem Kind helfen, und hier kommen nun körperliche oder seelische Symptome ins Spiel: Darüber können metaphorische, also verschlüsselte Hinweise auf die speziellen Nöte dieses Inneren Kindes gegeben werden. Erinnern Sie sich, was ich zu den Ausdrucksmöglichkeiten des Unbewussten gesagt habe: Ihre Beschreibungen, Begriffe und Assoziationen weisen Ihnen den richtigen Weg.

Zurück zu dem Kind auf der siebten Stufe: Es hat längst registriert, dass »außen herum« mit Ihrem erwachsenem Ich jemand da ist, der seine einzige Chance zur Rettung darstellt. So lässt es keine Gelegenheit aus, Sie auf sich aufmerksam zu machen. Das Kind steuert Sie beispielsweise zielstrebig in Situationen, die an das nicht gelöste Drama erinnern. Es entstehen so in Ihrem Leben bestimmte Problemmuster, die Sie sich bisher vielleicht

nicht erklären konnten. Ist es immer der gleiche Typ
Mann, der Sie schlecht behandelt? Werden ausgerechnet
Ihre Vorschläge in der Arbeit nie wirklich ernst genommen? Sind es immer die gleichen Situationen, die eine Be-
klemmung, Angst oder gar Panik auslösen? Solche Problemmuster sind immer eine Spur zu einem leidenden
Inneren Kind. Auch Albträume mit wiederkehrenden
Themen können auf leidende, möglicherweise sogar verdrängte Innere Kinder hinweisen, indem der Schlafende
sich völlig mit dem Traum-Ich identifiziert und darüber
Gefühle wie Angst, Hilflosigkeit oder Ausgeliefertsein
empfindet. Eine weitere Mitteilungsform stellen chronische Beschwerden dar, die bislang nicht richtig behandelt
werden konnten. All dies dient Inneren Kindern als Ausdrucksform, um Sie ganz weit da oben auf sich ganz weit
da unten aufmerksam zu machen. *Und nun hängt für das
Kind alles davon ab, wie Sie darauf reagieren!* Dafür gibt
es mehrere Möglichkeiten:

▶ Sie verstehen die Hilferufe nicht, fühlen sich lediglich genervt von den lästigen Symptomen und wollen sie einfach nur loswerden. Die zugrunde liegende
Ursache nicht sehen zu können oder zu wollen führt
zu Unterdrückungs- und Vermeidungsmaßnahmen:
Schmerzmedikamente, Operationen, Psychopharma-
ka, Alkohol oder andere Drogen können diese Funktion erfüllen. Natürlich kann es durchaus sinnvoll sein,
zeitweise Medikamente einzunehmen oder sich einer
Operation zu unterziehen. Jedoch ist es möglich, dass
Sie einem Inneren Kind dadurch die Sprache rauben

und es eine andere Ausdrucksform finden muss. So erklären sich häufig Symptomverschiebungen: Wenn also eine Migräne durch entsprechende Medikamente unterdrückt wurde, entsteht vielleicht ein anderes Problem, beispielsweise eine Schlafstörung oder Allergie.

▶ Sie verstehen die Signale richtig, übernehmen aber keine Verantwortung für das Innere Kind. Dann empfinden Sie zwar dessen Bedürfnisse, aber statt diesem nun mit Ihren erwachsenen Möglichkeiten zu helfen, suchen Sie, stellvertretend für das Kind, die Erfüllung dieser Bedürfnisse bei anderen Menschen. Meine Patientin Mona hatte ihren Vater im Krieg verloren, als sie drei Jahre alt war. Dieses dreijährige Innere Kind suchte Vaterfiguren als Partner für die erwachsene Mona aus, um auf seine leidvolle Verlusterfahrung aufmerksam zu machen. Mona ging also immer Beziehungen ein, in denen sie sich selbst kindlich-schutzbedürftig und ihre Partner väterlich-dominant erlebte. Natürlicherweise sollte es jedoch ein reifer, erwachsener Anteil sein, der mit einem entsprechenden Gegenpart eine Beziehung auf Augenhöhe sucht. Andernfalls sind Beziehungskonflikte vorprogrammiert, die auf ein leidendes Inneres Kind verweisen können!

▶ Sie nehmen die Hilferufe des Inneren Kindes wahr und steigen bildlich gesprochen als Reisender aus der Zukunft von der 54. Leiterstufe auf die siebte herab. Sofort springt das Kind Sie an und klammert sich an Ihnen fest: Endlich ist der Retter da, bloß festhalten und so verhindern, dass er wieder nach oben abhaut!

Das ist verständlich, oder? Aus dem Kapitel über Persönlichkeitsanteile kennen Sie das als »Identifikation mit einem Anteil«, bei Traumata auch Re-Traumatisierung genannt. Damit verbindet sich aber ein großes Problem: Wenn das Innere Kind den Sitz des Bewusstseins so erstürmt, ist alles nur noch aus den Augen dieses einen Anteils wahrnehmbar, verschwunden ist das erwachsene Erleben. Das ganze Leid der ursprünglichen, furchtbaren Situation wird nun exakt nachempfunden. Genau das sollte jedoch nie wieder gefühlt werden, gerade weil es so furchtbar war! Das Kind springt einen Erwachsenen hilfesuchend an und der Erwachsene wird zu genau demselben schutzlosen und hilflosen Kind, sodass kein Zugang mehr zu den heutigen, reiferen Möglichkeiten und Ressourcen besteht. Was für den Erwachsenen eine erschreckende Erfahrung ist, erlebt das Innere Kind als höchst frustrierend, hat es doch alle Hoffnung darauf gesetzt, jetzt endlich von einem verlässlichen Erwachsenen gerettet zu werden. Wiederholt sich dieses Geschehen, heißt das im Alltag, jede auslösende Triggersituation verursacht beispielsweise eine panische Angst. Das ist immer wieder eine Re-Traumatisierung, bei der anstelle der erwachsenen Selbstheilungs- die kindlichen Selbstrettungs-Strategien aktiviert werden. So kann das Innere Kind Ihnen natürlich kein Vertrauen entgegenbringen, es beginnt mitunter sogar, sich vor Ihnen zu fürchten, gegen Sie zu wüten oder sich völlig zurückzuziehen. Noch problematischer wird die Situation, wenn Sie das Kind Ihrerseits zu fürchten oder gar zu hassen beginnen, da es Sie derart unkontrollierbar mit scheußlichen Gefühlen überfällt. Dennoch kann es für all das selbst am wenigsten, es muss mit Ihrer Geduld das Vertrauen in Sie neu aufbauen. Daher ist es notwendig, im Verstehen dieser Sachverhalte nach klügeren Strategien Ausschau zu halten. Lesen Sie hierzu die letzte und gesündeste Möglichkeit.

▶ Sie verstehen die Signale des Inneren Kindes und steigen zu ihm herab, stolpern aber nicht unvorbereitet in das obige Dilemma, sondern gehen im vollen Bewusstsein Ihres ressourcenstarken Erwachsenseins zu dem Kind. Im beständigen Bewusstsein, dass das Fürchterliche vorbei ist, bringen Sie Hilfe im Überfluss zu dem Kind: einen prall gefüllten Ressourcenrucksack sowie kluge, starke und kraftvolle Helfer, die dafür sorgen, dass Sie im Kontakt mit dem Kind erwachsen bleiben. So sind Sie ein wirklicher Retter aus der Zukunft. Wenn das Kind Sie anspringt, bleiben Sie in Ihrer Wahrnehmung getrennt, können es auffangen, liebevoll in den Arm nehmen und seine Nöte anhören oder ansehen. Es ist nunmehr liebevolles Mitgefühl denn lähmendes Mitleiden. Auf diese Weise bleiben Sie handlungsfähig und können unter Zuhilfenahme Ihrer Ressourcen für das Kind jetzt tun, was früher keiner für es getan hat. Dies umfasst einerseits, es aus der furchtbaren Situation heraus- und zu sich zu holen, um es in Ruhe bei sich nachreifen zu lassen. Sie geben ihm die Möglichkeit, Treppenstufe für Treppenstufe zu gesunden und Ihr biologisches Alter zu erreichen. Dabei können Sie das belastende Geschehen wie Bilder oder Filme von außen, also nicht im schlimmen Innensicht-Erleben des Kindes, anschauen. Zur Heilung des Kindes gehört dabei auch, dass Sie nun die Verantwortlichen für Ihr damaliges Leid zur Rechenschaft ziehen, um so die natürlichen Verhältnisse wieder herzustellen. Dies alles geschieht in der Realität der Vorstellung und wiederum unter Einsatz Ihrer eigenen Inneren Helferanteile.

An dieser Stelle muss ich erneut darauf hinweisen, dass dieses Buch keine Therapie ersetzen kann. Meine Absicht ist es, Ihnen ein Verständnis zu vermitteln für all die rätselhaften, bislang unkontrollierbaren Zustände, in die Sie durch die Manöver Ihrer Psyche hineinkatapultiert werden. Wichtig ist mir, Sie erkennen zu lassen, dass Kontrolle über solche Zustände sehr wohl möglich und zur Gesundung sogar notwendig ist. Das weiß Ihr Unbewusstes ohnehin und ich hoffe, dass nun auch Ihr Bewusstsein eine Vorstellung davon bekommen hat.
In der folgenden Übung werde ich Sie in einer harmlosen Situation mit einem Inneren Kind in Kontakt bringen, damit Sie das Prinzip der Heilung des Inneren Kindes verstehen. Ich werde zu Ihrem Schutz vorab Teile der Master-Übung wiederholen, **damit Sie jederzeit die volle Kontrolle über das Geschehen behalten. Sollten Sie sich dennoch unwohl fühlen oder bereits jetzt die Vermutung haben, in Ihrem Unbewussten schlummere ein sehr massives Leid, führen Sie die Übung nicht als Selbsthypnose durch, sondern lesen nur den Übungstext.** Suchen Sie sich dann bitte Unterstützung durch einen

selbstorganisatorischen Hypnotherapeuten, der gewiss durch Ihr jetziges Wissen höchst effizient mit Ihnen arbeiten kann.

ÜBUNG »HEILEN DES INNEREN KINDES«

Nimm eine entspannte Haltung ein ... Schließe die Augen oder schaue entspannt auf einen Punkt schräg vor dir am Boden ... Löse wie immer den Anker für deine Zielvisualisierung aus, jetzt ... Mache dir klar: Dein Unbewusstes war immer schon an deinem tiefsten Wohl interessiert ... Es hat für dein bestes körperliches und seelisches Überleben gesorgt, kennt auch, was im Verborgenen liegt. Bitte nun respektvoll in diesem Bewusstsein: »Unbewusstes, bitte unterstütze mich ... Sorge dafür, dass ein leidendes Inneres Kind mir erst begegnet, wenn ich in der Lage bin, kontrolliert, erwachsen und hilfreich mit ihm umzugehen ... Lass mich unbedingt rechtzeitig, bevor irgendetwas emotional zu belastend werden könnte, spüren, dass ich die Übung abbrechen soll ... Sorge dafür, dass alle Erkenntnisse und Erfahrungen aus diesem Buch meinem Wachstum und meiner Gesundung dienen.«
Gehe nun an deinen sicheren Inneren Ort, triff dort alle deine Helfer ... Den weisen Anteil, den Freund und Helfer, deinen Wächter und Beschützer ... Vielleicht deine Inneren Eltern oder weitere Innere Begleiter und Gegenstände, die alle für dich da sind und immer schon für dich da waren, auch in belastenden Situationen, auch wenn du sie nicht bewusst

wahrgenommen hast ... Aber nun kannst du sie ganz bewusst um Begleitung bitten, jetzt ... Um in ein vergangenes Ereignis zurückzuschauen, ganz bewusst und erwachsen ... Das ist gut möglich, denn du weißt, du bist jetzt reifer ... Es gibt schlimmere und nicht so schlimme Ereignisse, und jetzt bittest du dein Unbewusstes, dir den Blick zu öffnen auf ein harmloseres Ereignis ... Es ist auch in Ordnung, wenn eine solche Vorstellung in deiner Fantasie entsteht, ein harmloses Kinderunglück ... Vielleicht hast du dich beim Spielen verletzt oder wurdest einmal von Mitschülern geärgert ... Wie du selbst das womöglich auch mit anderen Kindern schon mal gemacht hast ... So wie Kinder eben sind, die sich einen Spaß daraus gemacht haben, dich zu ärgern, damals ... Und die Eltern hatten keine Zeit, haben sich nicht dafür interessiert ... Fanden das nicht so schlimm ... Aber das Kind hätte den Trost gebraucht, damals ... Da ist also dieses Innere Kind, zu dem du nun gehst ... Deine Alterstreppe hinab, begleitet von deinen Helfern und allem, was du dazu gut gebrauchen kannst ... Du bleibst dabei ganz du selbst ... Und gehst zu dem Kind, das du gewesen bist ... Schaue es an und nimm wahr, wie es sich in diesem Unglück verhält ... Weint es? ... Kauert es sich in eine Zimmerecke? ... Oder ist es gar wütend? ... Gehe zu ihm, auf Augenhöhe, beachte dabei, wie nah es dich an sich heranlassen will ... Sprich es behutsam an ... Sage ihm: »Ich sehe dich, du bist ein wundervolles, liebenswertes, kluges und einzigartiges Kind und ich sehe dich jetzt mit all deinen Gefühlen. Ich bin zu dir gekommen, um dir zu helfen, dich zu trösten und zu verteidigen.« ... ... Zeige ihm die Helfer, die mitgekommen sind, um auch zu helfen, jeder in seiner Weise ... Schaue dir an, wie diese das tun ... Dann frage das Kind, was es von dir nun am meisten braucht ... Möchte es einfach nur deine Nähe, die Gewissheit, gesehen zu werden, nicht mehr allein zu sein? ... Oder gehalten werden, auf deinem Schoß, sich anlehnen, weinen? ... Bis es gut ist? ... Sodass du ihm sagen kannst, es muss jetzt nicht mehr leiden ... Weil du nun gekommen bist, um das Leid zu beenden ... Du kannst ihm auch danken, dass es versucht hat, auf sich aufmerksam zu machen ... Um Entschuldigung bitten, dass du es so lange nicht oder nicht richtig verstanden hast ... Aber nun ist es gut, dass du es gefunden hast ... Vertraut es dir? ... Frage, was du tun kannst, damit es dir noch mehr vertraut ... Auch dein weiser Anteil kann dich beraten ... Möchte es vielleicht, dass du eine Verletzung verbindest? ... Oder sollst du zu den Eltern gehen, um sie zur Rechenschaft zu ziehen? ... Dass sie nicht getan haben, was nötig war, damit das Kind sich wieder gut fühlen konnte? ... Oder sollst du andere Kinder zurechtweisen? ... Möchte es nun, gestärkt durch deine Anwesenheit, vielleicht selbst die Eltern ausschimpfen? ... Soll das gar der Innere Beschützer für das Kind und dich übernehmen? ... Das wollte er sicher damals schon, aber er hatte keine Chance ... Gibt es noch einen anderen Anteil, der jetzt etwas Wichtiges sagen oder tun möchte? ... Tue alles, was das Kind wünscht ... Um es dann, wenn in der Situation alles Wichtige erledigt ist, einzuladen, mit dir zu kommen ... Raus aus dieser Situation, die nun vorbei ist, ein für alle Mal ... Zeige ihm dein erwachsenes Leben ... Dass sich alles weiterentwickelt hat, zum Guten ... Dass es da Helfer gibt, Innere Weggefährten, die es jetzt sehen kann ... Und wenn es das schon möchte, gehe mit dem Inneren Kind die Alterstreppe wieder empor, Schritt für

Schritt … Begleite es dabei, gesund älter zu werden … Bleibe dabei vielleicht hier oder da noch einmal stehen, um eine ähnliche Situation in der gleichen Weise zu heilen … Und bleibe immer der Erwachsene, der das Kind begleitet, ihm alle mitgebrachten Ressourcen anbietet … Deine Helfer und Gegenstände, die es gut gebrauchen kann oder sich von dir wünscht … Damit es in der eigenen Art und Weise, im eigenen Tempo älter und gesünder werden kann … Das muss nicht alles jetzt geschehen … In jedem neuen Kontakt kannst du dem Kind weiterhelfen, denn manches braucht auch seine Zeit. Um dann, wenn der richtige Moment erreicht ist, so alt wie du geworden zu sein und völlig gesund. Geheilt von dem Leid der Vergangenheit. Hast du dem Kind geholfen, das alte Leiden nun aufzulösen. Sodass die Erinnerung nur noch wie der Blick auf ein verblasstes Foto ist … Ohne Schmerz … Mit gewonnener Stärke, durch das Wachstum … Dann kannst du das gesund gewordene Innere Kind zum richtigen Zeitpunkt einladen, wieder mit dir zu verschmelzen, und dabei spüren, wie sich die Stärke der Gesundung und des Wachstums in dir ausbreitet … Nach und nach, immer mehr, in deiner Art und Weise … Um all dies mit in deinen Alltag zu nehmen …
Und nun danke allen Helfern für die gute Unterstützung … Und deinem Unbewussten, das dafür sorgen kann, dass alles sich in dir integriert, weiterwirkt … Beginne nun, dich in Raum und Zeit wieder zurückzuorientieren … Atme tief … Mache dir dein Sitzen bewusst … Bringe Bewegung in den Körper … Öffne wieder deine Augen.

Gibt es im Zusammenhang mit Ihrem Leseziel ein Inneres Kind? Können Sie erspüren, auf welche Weise es sich ausdrückt? Wenn Sie nach dieser beispielhaften Übung nun mit einem eigenen Thema zu einem Inneren Kind gehen möchten, bitte ich Sie, zunächst weitere harmlosere Begebenheiten hierfür auszusuchen. Das kann beispielsweise eine streitbedingte Kränkung durch Ihren Partner/Ihre Partnerin, einen Mitarbeiter oder Vorgesetzten sein, unter der Sie noch immer leiden. Sie können selbst erspüren, welcher emotionale Zündstoff sich mit dieser Situation verbindet.

Wagen Sie sich erst an brisantere Themen, wenn Sie sicher und verlässlich erwachsen bleiben können und definitiv nicht Gefahr laufen, sich mit dem leidtragenden Anteil zu identifizieren. Behalten Sie immer Ihre Helfer und damit Ihre Verankerung in Ihrem erwachsenen Ich im Blick. Nötigenfalls holen Sie sich wie bereits erwähnt professionelle Hilfe, insbesondere dann, wenn Sie ein Inneres Kind in Ihrer Verdrängung vermuten, es also selbst nicht erreichen.

Wiederholen Sie Ihre Übungen, das Älterwerden des Inneren Kindes ist ein Zeichen Ihres Fortschrittes. Es kann auch sein, dass Sie eine Weile benötigen, um das Vertrauen Ihres Inneren Kindes zu erwirken. Haben Sie Geduld und bleiben Sie dran. Wenn Sie vorschnell aufgeben, laufen Sie Gefahr, dass das Innere Kind Sie nur wieder mit lästigen Symptomen zum Weiterarbeiten bringen möchte. Haben Sie Vertrauen: Ihr Unbewusstes möchte Ihre Gesundung, das Innere Kind selbst will das auch! Wenn Sie sich an die empfohlene Vorgehensweise halten, können Sie gar nicht anders, als früher oder später erfolgreich zu sein! Und bedenken Sie den Gewinn: Jede Heilung eines Inneren Kindes ist eine wirklich überstandene Herausforderung, jeder so durchlebte Reifungsprozess stärkt den Erwachsenen, der Sie sind, und wappnet Sie für alle weiteren Herausforderungen in Ihrem Leben. Dieses Kapital nimmt Ihnen niemand mehr!

Gesund und zentriert

Mein Innerer Autor nickt zufrieden, langsam leert sich sein Schreibtisch. Seine Notizen sind als formulierte Ideen in dieses Buch gewandert, um in Ihrem Kopf zu lebendigen Bildern geworden zu sein. Dort sollen sie sich verselbstständigen, passend zu Ihnen und gemäß Ihrem eigenen Denken, Fühlen und Handeln. Wie ein eingepflanztes Samenkorn, das ganz selbstorganisatorisch in Ihrer Weise und im eigenen Tempo weiterwächst.
Sie haben Ihren Inneren Stimmen eine Gestalt gegeben, dabei manche auch ganz neu (wieder-)entdeckt. Eine Helferschar ist bereits in Ihr Bewusstsein hineingewachsen, eine Ressourcen-Schatzkiste hat sich mit hilfreichen Dingen gefüllt. Ich hoffe sehr, dass Sie zu diesem Zweck Gefallen daran gefunden haben, Ihre Realität zu verrücken.
Haben Sie Ihr Leseziel erreicht? Mein Anliegen war es, Ihnen Verständnis und Werkzeuge zu vermitteln, damit Sie eigenständig arbeiten können. Somit gibt es sicher manchen Anteil, den es noch zu finden gilt, diesen oder jenen untransformierten Problemanteil oder Innere Kinder, deren Nöte noch nicht behoben sind. Vielleicht müssen Sie sogar ein Thema, eine schwere Erkrankung,

einen Verlust als unveränderlich akzeptieren. Selbst hierfür finden Sie zahlreiche Anregungen, um Frieden damit zu finden. Und bedenken Sie: Sie haben Zeit, um sich allem zu widmen. Die Übungen sind so ausgelegt, dass Sie sie wiederholt und für die unterschiedlichsten Themen verwenden können.

Ich möchte Sie nun, am Ende dieses Buches, noch einmal zu einem Perspektivwechsel einladen. Sie werden aus Ihrer Selbstwahrnehmung Ihre Anteile betrachten und dabei im wahrsten Sinne des Wortes zum Re-Flektieren angeregt. Denn dies ist die Perspektive des Selbst:

- ▶ Es hat Überblick, ohne herablassend zu blicken.
- ▶ Es ist erhaben, ohne abgehoben zu sein.
- ▶ Es erkennt, ohne zu bewerten.
- ▶ Es ist mitfühlend, ohne mitleidend zu sein.
- ▶ Es bewahrt Distanz, ohne unnahbar zu sein.
- ▶ Es verbindet, ohne sich vereinnahmen zu lassen.
- ▶ Es vertraut in die Natur, mit fester Erdung und freier Entfaltung.
- ▶ Es ist sich seiner bewusst.
- ▶ Es ist.

ÜBUNG »GESUND UND ZENTRIERT«

Sitze entspannt und in der gewohnten Weise ... Atme tief ein und aus ... Werde dir deines Körpers bewusst, des Sitzens, deines Atmens, der nachlassenden Spannung in

den Muskeln … Bitte dein Unbewusstes um Unterstützung für diese Übung, jetzt … Gehe an deinen sicheren
Ort, den du schon gut kennst … Der wunderbare Ort in
dir, an dem du dich wohl und geborgen fühlen kannst …
Vielleicht sind da noch einige Gedanken, die dich begleiten … Meist gibt es irgendwelche Gedanken, das ist ganz
normal … Denn jeder Gedanke wird von einem Teil in dir
gedacht und dieser Anteil möchte so von dir wahrgenommen werden … Wie andere Anteile auch … Das ist ihr gutes Recht, denn alle sind wichtig, irgendwie … Vielleicht
meldet sich auch ein Anteil über eine körperliche Empfindung, eine Verspannung, die sich noch nicht gelockert
hat … Auch dieser Anteil will etwas Wichtiges ausdrücken,
damit du dir dessen bewusst wirst, um genau dort locker-
lassen zu können … Manche Gedanken oder Gefühle sind
jetzt wichtig, manche aber auch erst später … Während du
vielleicht jetzt an deinem sicheren Ort angekommen bist,
ihn mit allen Sinnen genießt, können all die vielen Gedanken und Gefühle, die bewussten und unbewussten Anteile
schon ganz gespannt sein, was nun geschieht … Denn sie
sind alle wichtig, sollen alle gesehen und wahrgenommen
werden … Während du nun von deinem sicheren Ort aus
zu einer kleinen Anhöhe ganz in der Nähe gehen kannst,
einem flachen Hügel, umgeben von einer weiten Ebene …
Und du wirst begleitet, mit etwas Abstand, von all deinen
Anteilen … Die du nun auch bewusst hinzurufen kannst …
Manche sind schon die ganze Zeit bei dir, andere strömen
aus der Umgebung dazu … Einige sind näher bei dir, andere kannst du vielleicht kaum erkennen, so entfernt scheinen
sie zu sein … Während du inzwischen den Hügel erreicht

hast, ihn besteigst, bleiben alle Anteile respektvoll ein Stück zurück … Sodass du ganz allein das Plateau erreichst, ganz du selbst, ohne einen Anteil dabei … Denn alle Anteile versammeln sich nun um den Hügel … Du kannst sie von hier gut überblicken … Da ist dein weiser Anteil, näher bei dir … Dein Freund und Helfer, der Innere Heiler, und all die anderen, die du schon besser kennst … Auch solche, die du vielleicht noch gar nicht kennst oder bislang nicht beachtet hast … Woran erkennst du die Unterschiede der Einzelnen? … Gibt es größere, kleinere, wichtigere, unwichtigere? … Männliche, weibliche? … Junge, alte? … Auch Tiere oder Fantasiegestalten? … Sicher gibt es Anteile, die sich vordrängeln wollen, weil sie von dir mehr wahrgenommen werden wollen als andere … Nicht alle kennen sich untereinander … Vielleicht lernen sie genauso verwundert wie du selbst, wen es alles gibt, indem sie sich umschauen, so, wie du vom Hügel aus alle sehen kannst … Von dort aus kannst du die Anteile freundlich zur Ordnung rufen, dir Gehör verschaffen … Sie auffordern, respektvoll miteinander umzugehen … Denn alle haben ihren Platz und ihre Wichtigkeit … Dies kannst du dir bewusst machen, jetzt … Jeder Anteil hat seine Wichtigkeit und seinen Platz in dir … Sodass du in jedem Moment den erforderlichen Anteil zu dir rufen kannst, wenn du ihn brauchst … Und wieder zurückschicken, wenn er seine Aufgabe erfüllt hat … Du kannst auch Anteile miteinander bekannt machen … Einem ängstlichen Teil einen Beschützer zeigen, der achtgibt, wenn du dich gerade nicht bewusst darum kümmern kannst … Oder zur richtigen Zeit auch Aufgaben an die einzelnen Anteile vergeben, um die diese sich dann kümmern können, während du anderen Dingen nachgehst ... Dafür kannst du manche Anteile auch in Grüppchen zusammenbringen, weil ihre Kompetenzen sich ergänzen, wenn sie für dich arbeiten ... Unbewusst, und auch ganz bewusst ... Und ganz entfernt, am Rande der großen Menge, kannst du vielleicht erahnen, dass es da noch Anteile gibt, von denen du bisher noch nicht wusstest ... Die vielleicht später deine Zuwendung brauchen ... Dann kannst du manche anderen Anteile dorthin schicken, als Botschafter, bis du dich dieser Anteile selbst annehmen kannst ... Wenn der richtige Zeitpunkt gekommen ist ... Hier, auf deinem Plateau, kannst du all die Dinge aus dem richtigen Abstand betrachten ... Stehst dabei ganz fest auf tragendem Boden ... Deine Füße wie die Wurzeln eines Baumes, sicher, fest und geerdet ... Nach oben in den freien Himmel emporragend ... Sicher verbunden, mit freier Entfaltung ... Den freien Blick in alle Richtungen, kannst du immer ruhiger zurückblicken ... Immer vertrauensvoller vorausblicken ... Verfügst über all deine Kompetenzen und Ressourcen ... Bist voll und ganz ... zentriert in dir, du Selbst ... Und weil das so ist, kannst du dieses Wissen jetzt tief in dir festigen ... Dein Unbewusstes kann sich darum kümmern, damit du dir mehr und mehr vertrauen kannst ... Dich mehr und mehr in dir selbst zentrierst ... Mit jeder Wiederholung dieser Übung ein bisschen mehr ... Du kannst jetzt all deinen Anteilen noch einmal freundlich zulächeln, ihnen danken ... Und auch deinem Unbewussten danken ... Um in deiner Art und Weise, in deinem Tempo zurückzukehren in den Alltag ... Dich bewusst deinen Aufgaben widmen ... Während alles sich integriert, unbewusst, natürlich ... Zu deinem tiefsten innersten Wohl beiträgt, zu deiner Gesundung und deinem freien Erfolg, in allen Bereichen ... Und zu deinem Wachstum hin zu dir selbst ...

Und nun nimm einige tiefe Atemzüge ... Orientiere dich wieder in deinen Alltag zurück ... Mache dir wieder dein Sitzen bewusst, den Raum, in dem du dich befindest, höre auf die Außengeräusche ... Werde immer wacher und klarer ... Beginne, Bewegung in deinen Körper zu bringen ... Und öffne wieder die Augen.

Es bleibt mir nur noch, Ihnen viel Erfolg für Ihren eigenen Weg zu wünschen. Nehmen Sie den weiten Horizont mit in Ihren Alltag, ganz bewusst, um Gedanken und Gefühle zu klären, mehr und mehr. Kommen Sie in Frieden mit all Ihren Anteilen, damit Körper, Geist und Seele, Bewusstsein und Unbewusstes zusammen mit Ihrem Ich wieder das gute Team werden, als das es Ihre Natur von Anfang an gedacht hat: gesund, ganz und im Frieden mit sich selbst!

INHALT DER CD

Allgemeine Hinweise

Visualisierungsübung »Bilder zaubern für deine Ziele«

Übung »Dein guter Geist des Buches«

LITERATUREMPFEHLUNGEN

Folgende Bücher haben mich inspiriert:

Alt, Franz und Dalai Lama: *Der Appell des Dalai Lama an die Welt: Ethik ist wichtiger als Religion,* Wals bei Salzburg 2015.
Berne, Eric: *Spiele der Erwachsenen. Psychologie der menschlichen Beziehungen,* Reinbek 1970.
Earley, Jay: *Meine innere Welt verstehen. Selbsttherapie mit Persönlichkeitsanteilen,* München 2014.
Faulstich, Joachim: *Das Geheimnis der Heilung. Wie altes Wissen die Medizin verändert,* München 2012.
Hanson, Rick: *Denken wie ein Buddha. Gelassenheit und innere Stärke durch Achtsamkeit,* München 2013.
Holmes, Tom: *Reisen in die Innenwelt. Systemische Arbeit mit Persönlichkeitsanteilen,* München 2013.
Hüther, Gerald: *Bedienungsanleitung für ein menschliches Gehirn,* Göttingen 2010.
Hüther, Gerald: *Was wir sind und was wir sein könnten. Ein neurobiologischer Mutmacher,* Frankfurt am Main 2013.
Hüther, Gerald: *Die Macht der inneren Bilder. Wie Visionen das Gehirn, den Menschen und die Welt verändern,* Göttingen 2014.
Jung, C. G. und Jung, Lorenz (Hg.): *Archetypen,* München 2014.

McTaggart, Lynne: *Intention. Mit Gedankenkraft die Welt verändern. Globale Experimente mit fokussierter Energie,* Kirchzarten 2013.

Peichl, Jochen: *Jedes Ich ist viele Teile. Die inneren Selbst-Anteile als Ressource nutzen,* München 2010.

Precht, Richard David: *Wer bin ich und wenn ja, wie viele? Eine philosophische Reise,* München 2007.

Ruff, Matt: *Ich und die anderen,* München 2006.

Saint-Exupéry, Antoine de: *Der Kleine Prinz,* Köln 2015.

Sheldrake, Rupert: *Der siebte Sinn des Menschen. Gedankenübertragung, Vorahnungen und andere unerklärliche Fähigkeiten,* Frankfurt 2006.

Sheldrake, Rupert: *Das schöpferische Universum. Die Theorie des morphogenetischen Feldes,* Berlin 2009.

Ware, Bronnie: *Fünf Dinge, die Sterbende am meisten bereuen. Einsichten, die Ihr Leben verändern werden,* München 2015.

Watkins, John G. und Helen H. Watkins: *Ego-States. Theorie und Therapie. Ein Handbuch,* Heidelberg 2012.

Watzlawick, Paul: *Anleitung zum Unglücklichsein,* München 2009.

Wilber, Ken: *Integrale Spiritualität. Spirituelle Intelligenz rettet die Welt,* München 2007.

Wilber, Ken: *Wege zum Selbst. Östliche und westliche Ansätze zu persönlichem Wachstum,* München 2008.

Wilber, Ken: *Integrale Psychologie. Geist, Bewusstsein, Psychologie, Therapie,* Freiburg 2012.

THERAPEUTENLISTE

Hier finden Sie einen professionellen, mit der im Buch vorgestellten Strategie vertrauten, selbstorganisatorischen
Hypnotherapeuten in Ihrer Nähe:
www.hypnotherapeutenliste.de

DANK

Mein größter Dank gilt dem tollsten Mann von allen: meinem Seelengefährten Martin. Ich danke dir einfach für ALLES. Mit dir darf ich immer wieder erstaunt feststellen, dass Selbstzentrierung sich zu zweit noch viel wundervoller anfühlt als alleine! Und insbesondere danke ich dir für das Komponieren der stimmungsvollen Musik zur Übung 2 der CD.

Meinen großartigen Kindern Nora, Leon und Malte, die auch immer willige Hypnose-Versuchskaninchen waren, danke ich für Begeisterung, Ehrlichkeit, Kritik und geduldiges Anhören meiner Texte. Ihr seid die Besten!

Ich danke all den freiwilligen und unfreiwilligen Lehrmeistern in meinem Leben. Dazu gehören natürlich die vielen klugen Lehrer ganzheitlicher Methoden, insbesondere in der selbstorganisatorischen Hypnose: Götz Renartz, bei dem ich alles Wichtige über Hypnose gelernt habe, ebenso wie seine Tochter Eva Renartz, die mich zu »hypnotischem Schreiben« inspiriert hat. Weiterhin danke ich allen Menschen im Zentrum für Angewandte Hypnose in Mainz sowie vielen Kollegen für regen Gedanken- und Erfahrungsaustausch. Zu meinen Lehrmeistern zähle ich auch jene Menschen, die mich von klein auf vor große Lebensherausforderungen gestellt haben. Durch deren Bewältigung durfte ich erst die werden, die ich heute bin.

Und natürlich danke ich all meinen lieben Patientinnen und Patienten! Mit ihnen lerne ich jeden Tag neu, welch ein Füllhorn an Ressourcen, Weisheit, Wundern und Kreativität das Unbewusste eines jeden Menschen ist.

Mein großer Dank gilt auch allen guten Geistern im nymphenburger Verlag, allen voran meiner unglaublich fleißigen Lektorin Jennifer Grünwald, die mich dazu animiert hat, dieses Projekt überhaupt ins Leben zu setzen, und die mich geduldig und versiert durch alle Phasen begleitet hat. Weiterhin danke ich insbesondere der Verlegerin Brigitte Fleissner-Mikorey, der Marketing- und Vertriebsleiterin Sissy Klauser, Wolfgang Heinzel für Covergestaltung und Innenlayout, den Zuständigen für Herstellung und Presse, Ina Hesse und Anja Hengge, sowie dem Tonmeister Volker Gerth für die Tonaufnahmen der CD.

Revolutionäre Erkenntnisse

Die Bestsellerautoren zeigen, dass wir unsere Gene durch einen gesunden Lebensstil tatsächlich beeinflussen können. Methoden wie Yoga und Meditation können positive genetische Mutationen auslösen, die wiederum zu einem längeren und gesünderen Leben führen. Auch die genetische Veranlagung für Krankheiten und bestimmte körperliche und psychologische Reaktionen können wir selbst neu programmieren.

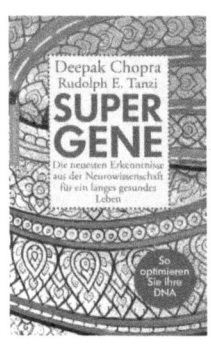

Mit ausführlichen Step-by-Step-Anleitungen, Fallbeispielen und Übungen – so lässt sich unser innerer Bauplan verändern!

Deepak Chopra
Rudolph E. Tanzi
Super-Gene

ISBN 978-3-485-02858-5 · E-Book: 978-3-485-06128-5

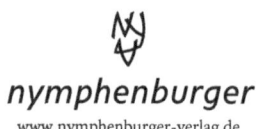

nymphenburger

www.nymphenburger-verlag.de

Einmal Weisheit zum Mitnehmen!

Die Tochter des Bestsellerautors Deepak Chopra schildert ihre Versuche, ihre guten Absichten in die Tat umzusetzen und dadurch mehr Sinn, Freude und Balance zu finden. Statt verbissen einer To-do-Liste hinterherzuhecheln, konzentriert sie sich auf die Dinge, die ihr gut tun und erklärt, weshalb wir uns auf die wichtigen Dinge im Leben besinnen sollten und unsere Vorsätze auf die leichte Schulter nehmen dürfen.

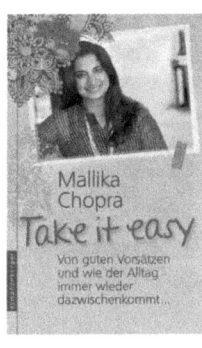

Ehrlich, unterhaltsam und lebensnah: So lassen sich gute Absichten in die Tat umsetzen

Mallika Chopra
Take it easy

ISBN 978-3-485-02867-7 · E-Book: 978-3-485-06132-2

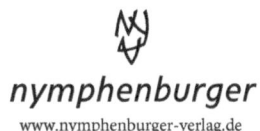

nymphenburger

www.nymphenburger-verlag.de

Harmonie in jeder Beziehung

Sister Chan Khong zeigt, wie man Beziehungen heilt.
Dazu sind nur vier Schritte nötig: die Blumen des Anderen wässern, Bedauern ausdrücken, nachfragen, ob alles
in Ordnung ist und Wut oder Kränkungen ansprechen.
Dieses Konzept des Neubeginns ist nicht nur in Paar-
beziehungen hilfreich, sondern funktioniert auch für
Eltern, Freunde, Geschwister oder Arbeitskollegen und
führt zu einem besseren Verständnis füreinander.

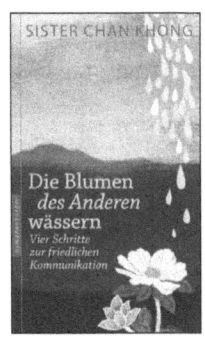

»Wir können sehen und akzeptieren,
dass es sowohl in uns als auch im Anderen ebenso Blumen wie auch Kompost
gibt. Unsere Aufgabe ist es, die Blumen
der Anderen zu wässern und nicht, ihnen
noch mehr Abfall aufzubürden.«
Thich Nhat Hanh

Sister Chan Khong
Die Blumen des Anderen wässern
Print: 978-3-485-02859-2 · E-Book: 978-3-485-06129-2

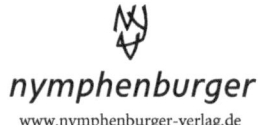

nymphenburger
www.nymphenburger-verlag.de

Die Balance von Geben und Nehmen

Mitgefühl können wir gar nicht genug haben, gerade in einer Zeit, in der die globalen und gesellschaftlichen Probleme so drängend sind. Dies kann mithilfe von Tonglen, einer Meditationsmethode aus dem Buddhismus, entwickelt werden. Sie basiert auf einer achtsamen Atmung, bei der sich der Übende vorstellt, Leid anzunehmen und Mitgefühl auszusenden – zunächst für sich selbst, dann für andere und sogar für die ganze Welt.

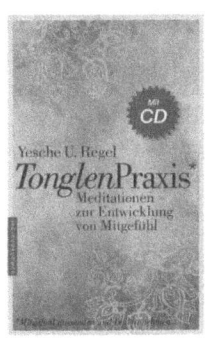

Meditationskurs und psychologische Wahrnehmungsübungen mit leicht verständlichen Anleitungen

Yesche U. Regel
Tonglen-Praxis

ISBN 978-3-485-02869-1 · E-Book: 978-3-485-06134-6

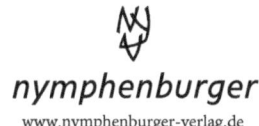

nymphenburger
www.nymphenburger-verlag.de